“十四五”时期国家重点出版物出版专项规划项目

儿童青少年营养健康科普丛书

合理营养　健康成长

“十四五”时期国家重点出版物出版专项规划项目

儿童青少年营养健康科普丛书

合理营养　健康成长

中国学生营养与健康促进会　编写

丛书主编　陈永祥
分册主编　张　倩

北京大学医学出版社

HELI YINGYANG JIANKANG CHENGZHANG

图书在版编目（CIP）数据

合理营养 健康成长 / 张倩主编. —北京：北京大学医学出版社，2023.7

（儿童青少年营养健康科普丛书 / 陈永祥主编）

ISBN 978-7-5659-2900-7

Ⅰ.①合… Ⅱ.①张… Ⅲ.①合理营养－儿童读物 ②合理营养－青少年读物 Ⅳ.① R151.4-49

中国国家版本馆 CIP 数据核字（2023）第 076512 号

合理营养 健康成长

丛书主编：陈永祥
分册主编：张 倩
出版发行：北京大学医学出版社
地　　址：（100191）北京市海淀区学院路 38 号 北京大学医学部院内
电　　话：发行部 010-82802230；图书邮购 010-82802495
网　　址：http://www.pumpress.com.cn
E-mail：booksale@bjmu.edu.cn
印　　刷：北京信彩瑞禾印刷厂
经　　销：新华书店
策划编辑：陈 奋
责任编辑：袁朝阳 何渼波　责任校对：靳新强　责任印制：李 啸
开　　本：880 mm×1230 mm 1/32　印张：5　字数：125 千字
版　　次：2023 年 7 月第 1 版 2023 年 7 月第 1 次印刷
书　　号：ISBN 978-7-5659-2900-7
定　　价：35.00 元

丛书编审委员会

编者名单

丛书主编 陈永祥 中国学生营养与健康促进会

分册主审 刘爱玲 中国疾病预防控制中心营养与健康所

分册主编 张 倩 中国疾病预防控制中心营养与健康所

分册副主编 杨媞媞 中国疾病预防控制中心营养与健康所

编 委（以姓名汉语拼音为序）

毕小艺 北京市通州区疾病预防控制中心

李 荔 中国疾病预防控制中心营养与健康所

李晓辉 成都市疾病预防控制中心

邱服斌 山西医科大学

赵 耀 北京市房山区疾病预防控制中心

丛书序

少年强则国强。儿童青少年的身心健康不仅关系着一个家庭的幸福和美，更是国家富强、民族振兴的重要标志；不仅是每一位家长的殷切期盼，更是全国各族人民的共同愿望！

2016 年，《“健康中国 2030”规划纲要》指出，要以“健康优先”为原则，“把健康摆在优先发展的战略地位”。2019 年，《健康中国行动（2019—2030 年）》将健康知识普及、合理膳食、全面健身、心理健康等列为“重大行动”。2021 年 6 月，国家卫生健康委员会、教育部等四部门联合印发《营养与健康学校建设指南》，提出要建立健全健康教育制度，将食品安全、合理膳食、科学运动、心理健康等纳入健康教育教学内容。同年 9 月，教育部等五部门联合印发《关于全面加强和改进新时代学校卫生与健康教育工作的意见》，再次强调“坚持健康第一”的基本原则，提出了“养成健康行为习惯”“保障食品营养健康”“增加体育锻炼时间”“强化心理健康教育”等具体任务。

中国学生营养与健康促进会于 1989 年成立，是从事学生营养与健康事业的全国性、专业性、非营利性的国家一级社团组织，以促进中国学生营养与健康为使命，积极倡导和营造全方位的学生营养与健康氛围，承担着组织“5 · 20”中国学生营养日活动、编写《中国儿童青少年营养与健康指导指南》、普及推广“营养与健康示范学校”建设等宣传教育及学术交流活动。

丛书序

《儿童青少年营养健康科普丛书》是由中国学生营养与健康促进会编写的面向广大儿童青少年及其父母、老师的健康教育读物，目的是帮助儿童青少年培养健康生活方式，养成合理膳食、科学锻炼、健康作息的习惯，保持心理健康，快乐成长，从而为全民健康奠定基础。

丛书共五册，涵盖了健康生活方式、肥胖预防、科学运动、合理膳食、心理健康五个领域，不同分册各有侧重、相互呼应。《培养健康生活方式》分册从健康生活方式着手，旨在帮助儿童青少年养成健康生活习惯；《拒绝肥胖 轻松成长》分册从提供科学、有效和实用的肥胖防控相关知识着手，旨在帮助家长科学养育；《科学运动 强健体质》分册从青少年生长发育关键时期的运动需求以及营养需求着手，旨在指导儿童青少年享受运动、坚持锻炼；《合理营养 健康成长》分册从科学的营养健康知识和技能着手，旨在帮助家长为儿童青少年搭配营养充足、均衡且适宜的食物，促进长期健康；《关注心理 阳光成长》分册从儿童青少年常见的发育、情绪、行为障碍等方面入手，帮助家长做好必要的预防、发现、干预和治疗工作。

在此，对所有关心儿童青少年健康并为本丛书付出劳动、倾注心血的专家深表感谢，希望本丛书为儿童青少年的健康、快乐成长带来有效、便捷的帮助，也衷心祝愿每一个家庭安康美满、我们的国家昌明繁盛！由于时间和水平所限，本丛书难免有不足之处，敬请读者批评指正！

中国学生营养与健康促进会 会长

2023 年 1 月

前　言

6 ～ 17 岁是儿童青少年逐步发育到成年人的过渡时期，这一时期生长发育比较迅速。其中，青春期体格生长加速，性征出现，大脑功能和心理发育也逐步成熟，表现出行为和社会适应等方面的变化。儿童青少年身体各部分发育的先后不同，但各系统发育统一协调。例如，在青春期早期，体重、身高、胸围、肺活量等迅速增加；青春期晚期骨量增长明显。受到环境因素和遗传因素的共同作用，儿童青少年的身体发育存在明显个体差异；同时，各年龄段儿童青少年的身体发育状况存在一定的地区和城乡差异。

儿童青少年不仅体格迅速发育，而且学习任务繁重，对来源于各种食物的能量和营养素的需求相对高于成人。均衡的营养为学龄儿童智力和体格的正常发育提供物质基础，也是一生健康的基本保障。因此，儿童青少年时期更需要强调合理膳食、均衡营养。同时，儿童青少年时期也是每个人饮食行为和生活方式形成的关键时期，迫切需要家庭、学校和社会实施积极、科学和系统的营养健康教育，创建良好的营养健康氛围，保证儿童青少年的身心健康发育，为终身健康打下扎实的基础。

此外，儿童青少年出现营养不良或各种疾病会制约他们正常的生长发育；一旦消除了这些因素，有些生长发育指标加快，朝着正常儿童的发育方向出现一定程度的赶上生长，但各年龄段追赶的幅度和程度会有所不同。所以，家长、老师和相关领域工作人员要掌握科学的营养健康知识和技能，为儿童青少年提供营养均衡的食物，促进儿童青少年的长期健康。

编　者

目　录

第1章

食物是儿童青少年健康的基础

6～17岁的儿童青少年逐步向成年人过渡，生长发育比较迅速，各系统发育统一协调，受到环境因素和遗传因素的共同作用，存在明显个体差异。食物为儿童青少年的健康成长提供物质基础。根据《中国居民膳食指南（2022）》，按照我国居民的饮食习惯和各类食物的营养特点，将食物分为谷类及薯类、动物性食物、豆类及坚果类、蔬菜水果及菌藻类，以及纯能量食物等五类。学龄儿童在日常饮食过程中，要尽量选择不同种类的食物，并且食物的量要适宜，以达到营养素摄入平衡。食物的储存方式要结合不同食物的特点，保证适宜的温度和通风特点。而食物的烹调要多选择蒸、炒等烹调方式，而少用烤、炸等可能产生有毒有害物质的烹调方式。

第一节 不断生长发育的儿童青少年

导读台

- 什么是生长突增期?
- 青春期骨量增长特点是什么?
- 儿童青少年心理行为发育有什么特点?

知识窗

6 ～ 17 岁儿童青少年的生长发育比较迅速，既有外在的身高、体重迅速增加，也有内在的大脑功能和心理智力逐步完善成熟；同时，他们的行为和社会适应能力也会逐步增强。尤其是青春期，这些变化更加明显。

一、身体发育

在 6 ～ 17 岁，儿童青少年的各个系统都处于逐步生长发育的过程。各系统的发育进度并不完全一致，但总体又统一协调。受到环境因素和遗传因素的共同作用，儿童青少年的身体发育存在明显的个体、城乡和地区差异。为满足儿童青少年生长发育的需要，要为儿童青少年提供营养充足且均衡的食物。

（一）身高和体重增加

通常说来，儿童青少年的体重平均每年增加 3 ～ 5 千克，身

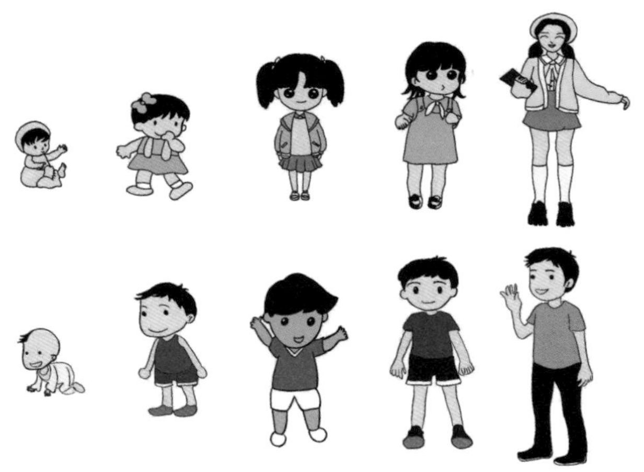

儿童青少年不断成长

高平均每年增长 5 ～ 7 厘米。一旦进入青春期，各部分增长开始加速，四肢生长发育先于躯干，下肢先于上肢。家长如果观察到孩子的脚长得比较快了，鞋子好像迅速小了，就提示孩子开始进入青春期。

家长会感受到儿童青少年的身高和体重增长逐步加快，这被称为生长突增期，分别出现体重突增高峰和身高突增高峰。体重增长可达到每年 8 ～ 10 千克，身高增长可达到每年 10 ～ 12 厘米。生长突增期通常发生在儿童青少年进入青春期的 1 ～ 2 年后，女生一般是 10 ～ 12 岁，男生略晚一些，一般在 12 ～ 15 岁。每个儿童青少年出现生长突增的时间和增长的幅度存在明显差异。儿童青少年在生长突增后，身高的增长速度会再次减慢，女生通常在 16 ～ 17 岁以后身高基本不再增长，而男生在 18 ～ 20 岁以后身高基本不再增长。

链接场

我国儿童青少年的平均身高、体重水平逐步提高

儿童青少年身高的平均水平在一定程度上可以反映一个国家居民整体的营养健康状况。改革开放以来，我国经济迅速发展，我国各年龄段儿童青少年的平均身高和体重都逐步提高。老百姓的日常感受或者我国历年有全国代表性的调查数据都能说明。中国居民营养调查显示，1982—2012 年，我国 6 ～ 17 岁儿童青少年男生和女生的平均身高增幅分别为 13 厘米和 11 厘米，体重增幅分别为 11 千克和 8 千克。1985—2014 年的全国学生体质健康调研结果也有类似发现。

目前，我国城市儿童青少年多数年龄段的平均身高和体重高于农村儿童青少年。除了青春期，大多数年龄组男生的身高和体重都高于女生。

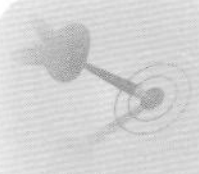

践行园

如何准确地测量儿童青少年身高

儿童青少年测量身高最好采用专业的身高坐高计，通常以厘米（cm）为单位，精确到 0.1 厘米。

测量前要把身高坐高计靠墙置于平整坚硬的地面，保证立柱与踏板垂直，滑测板与立柱垂直。

测量时，儿童青少年要脱去鞋子和帽子，女生要解开发辫。站在踏板上要用立正姿势，两眼平视前方，挺胸收腹，脚跟靠拢，脚尖分开；脚跟、臀部和两肩胛骨间三个点接触立柱。测量人员手持滑测板轻轻向下滑动，直到底面与头顶接触，读滑测板底面在立柱上对应的数字。

家长也可以贴着门柱等固定的垂直立柱，定期测量并标注孩子的身高，直观地了解孩子身高的增长情况。

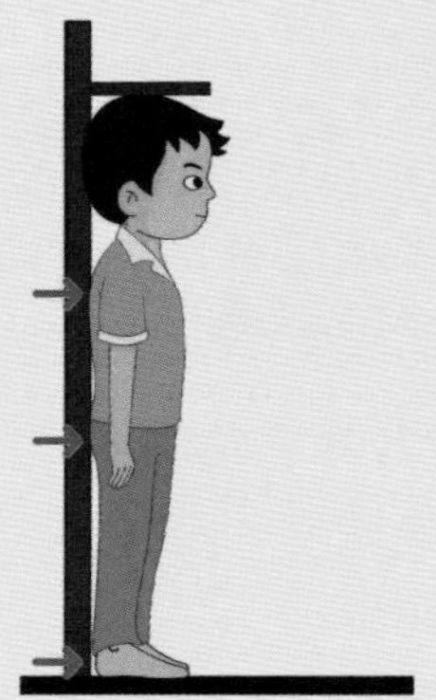

身高测量体位

（二）性器官成熟

儿童青少年除生殖系统外，其他器官和系统形态发育已经逐渐接近成人水平。儿童青少年进入青春期后，另外一个非常重要的特点就是生殖器官、性功能、第二性征的发育，逐步进入性成熟期。男生和女生性征发育的顺序和时间有所不同，女生进入青春期要比男生早 1 ～ 2 年。青春期结束后，男女生基本具备一定的生育能力，其营养与健康状况和下一代健康密切相关。

女生第二性征发育通常从乳房开始。我国女生乳房发育平均始于 11 岁，各个地区有一定差异，通常 10 ～ 12 岁开始乳房发育。乳房发育开始后的 0.5 ～ 1 年会出现阴毛，再 1 年后出现腋毛。通常女生的乳房开始发育后，就逐步进入身高突增期。随后，女生会出现月经初潮，发生于 11 ～ 17 岁，这预示着女生的性功能开始成熟。

男生第二性征发育的个体差异比较大，通常是睾丸最先发育。我国男生睾丸开始增大的平均年龄是 11.5 岁；随后是阴茎发育，这时候男生也开始进入身高突增期。随后逐步出现的首次遗精，是男生生殖功能开始成熟的重要标志，发生于 12 ～ 18 岁。同时，男生第二性征（如阴毛、腋毛、胡须、喉结）也开始发育。

（三）身体构成的变化

进入青春期，儿童青少年的形态和生理功能都发生巨大变化。其中反映身体构成的指标称为体成分，可以分为体脂（主要是脂肪）和去脂体重（主要是肌肉）两部分。进入青春期后，男生和女生的体成分差异变大。女生体内的脂肪含量增加明显，逐步超过男生；而男生的肌肉量逐步增加，明显高于女生。

身体构成的指标中，还有一个是骨矿物质含量或骨量，反映人体骨骼相关成分在体重中的比例。通常而言，同等身高体重时，骨量越高，说明人体骨骼相关成分越多，发生骨折的风险越小。人体的骨量会经过婴儿期、儿童期和青春期的不断增长，成人期达到最高，称为峰值骨量，其中青春期是骨量增长的重要时期。从出生到青春期前，人体会积累约 30% 的峰值骨量；青春期开始，骨量的增长加速，人体 50% 的峰值骨量在此时期形成，直到在成年早期达到峰值骨量。青春期多吃富含钙的食物（牛奶、虾皮等），保持摄入适量的蛋白质，可以让骨量增长达到最大化，这被认为是预防骨质疏松的重要措施。

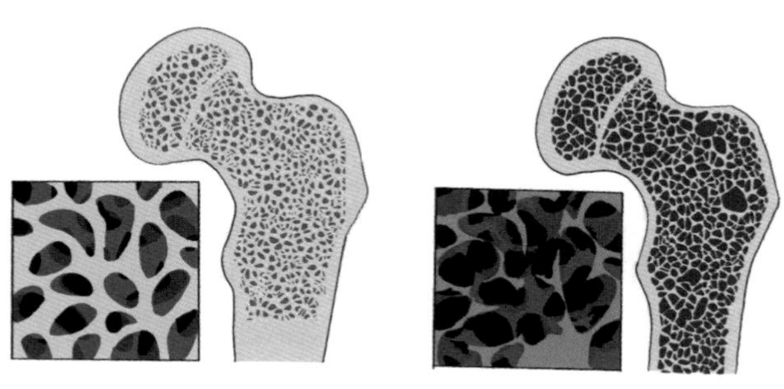

正常骨质（左）和骨质疏松（右）

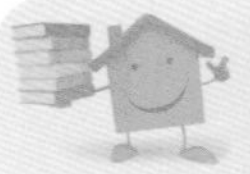

链接场

赶上生长

健康儿童青少年的生长有特定的生长轨迹，而疾病、营养不良等因素可制约生长发育，导致生长发育滞后。一旦这些因素被消除，儿童青少年会以超过同龄人正常速度的方式生长，回到原有的生长轨迹，称为赶上生长。

值得注意的是，并不是所有指标都会实现赶上生长，而且各指标实现赶上生长的幅度或可能性有所不同。体重、身高在儿童阶段都可以出现赶上生长，而各年龄段追赶幅度不同；但神经和智力发育实现赶上生长的幅度会比较小。

二、心理行为发育

6～17岁阶段也是儿童青少年行为和生活方式形成和固化的

重要时期，如对不同口味的偏好和各种食物的喜好。如果引导不当，儿童青少年会出现偏食、挑食、不吃早餐等多种不合理的饮食行为。因此，在此阶段采取积极有效的预防、干预措施，可减少不良行为习惯的形成。此外，儿童青少年每天应进行充分的户外运动，增强体质、保持健康体重，预防慢性病。

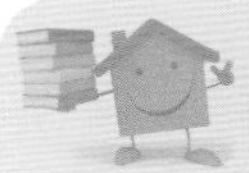

链接场

儿童青少年不合理的饮食行为和生活方式

2010—2013 年中国居民营养与健康监测显示，13.9% 的 6 ～ 17 岁儿童青少年不能保证每天吃早餐，且早餐质量有待改善；在外就餐日益普遍，过去一周曾在外就餐的比例达到 61.7%，尤其是 15 ～ 17 岁学生。并且，儿童青少年饮用含糖饮料、常吃零食的比例逐年增加。我国中小学生身体活动普遍不足，仅有 34.2% 的 6 ～ 17 岁儿童青少年进行体育锻炼，并且平均每天的锻炼时间短，而放学后的静坐时间达到每天 2.9 小时，这会影响视力健康和骨骼发育。

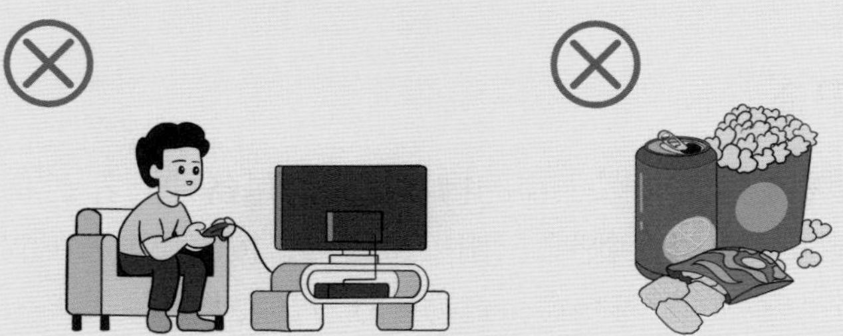

拒绝不合理的饮食行为和生活方式

进入青春期，随着男生和女生逐步出现不同性征，儿童青少年更加关注体形和体态，意识到男生和女生的区别；也容易出现对自身形态满意度低的问题，尝试过度节食。他们的心理和情绪变化更加明显，更容易有挫折感和反抗性，容易尝试吸烟、饮酒等不良行为。虽然青春期的儿童青少年看起来具备成人的形态，但他们心智并不成熟，更要加强科学引导。

第二节 食物品种要丰富

导读台

- 从营养学的角度，食物怎么分类？
- 谷薯杂豆类为什么是膳食的主体？
- 为什么要吃各种各样的蔬菜水果？
- 为什么不能吃很多的鱼禽畜蛋？
- 为什么要每天吃奶及奶制品类？
- 为什么豆类及其制品不能少？
- 油盐等调味品可以吃多少？

知识窗

食物是人类赖以生存的物质基础，是各种营养素的主要来源。依据《中国居民膳食指南（2022）》，按照我国居民的饮食习惯和各类食物的营养特点，食物被分为五大类。

第一类为谷类及薯类，其中谷类包括米、面、杂粮，薯类包括马铃薯、红薯等，主要提供碳水化合物、蛋白质、膳食纤维和

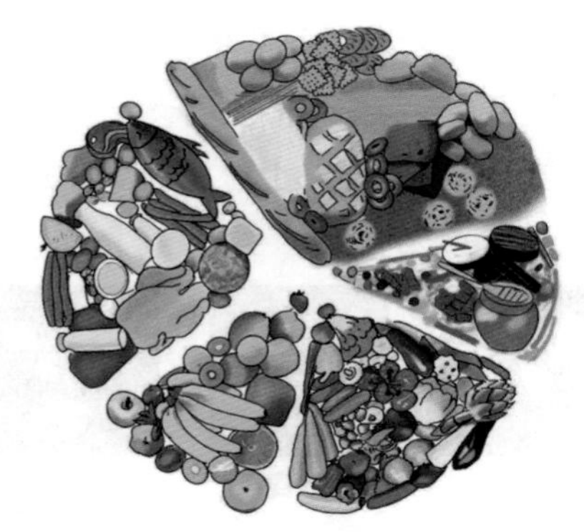

五大类食物

B 族维生素。

第二类为动物性食物，包括肉、禽、鱼、奶、蛋等，主要提供蛋白质、脂肪、矿物质、B 族维生素及部分脂溶性维生素等。

第三类为豆类及坚果类，包括大豆、杂豆及花生、核桃等，主要提供蛋白质、脂肪、膳食纤维、矿物质、B 族维生素和维生素 E 等。

第四类为蔬菜、水果及菌藻类，主要提供膳食纤维、矿物质、维生素 C、维生素 K 及植物化学物质。

第五类为纯能量食物，即主要提供能量的食物，很少提供其他营养素，包括动植物油、食用糖、酒类等。

各类食物有各自的特点，在配餐时尽量选择不同种类的食物，全天达到 12 种及以上，每周达到 25 种，如米饭、面包各为 1 种，芹菜、圆白菜各为 1 种，香蕉、橘子各为 1 种，起到营养素互相补充的作用，最终达到营养素摄入平衡。

一、谷薯杂豆类为主

谷薯杂豆类食物来源广泛，也是我国传统膳食的主体，常被大家称作主食。例如，大米做成的米饭、粥、米粉等；各种小麦粉做成的馒头、面条、饼等；小米、玉米等杂粮；赤小豆、绿豆等杂豆。薯类包括马铃薯（土豆）、红薯和木薯等。

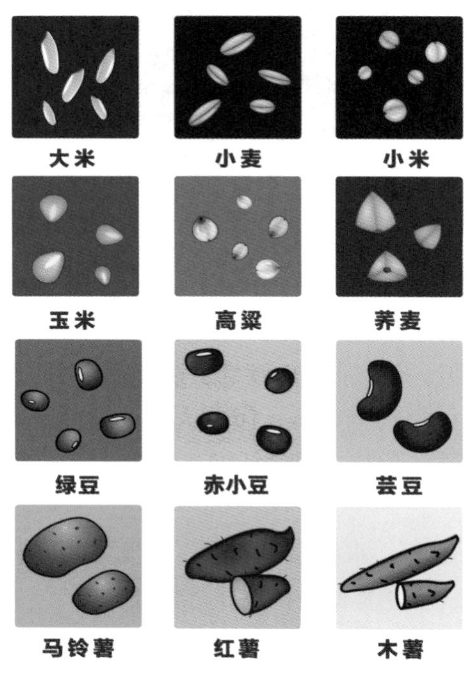

谷薯杂豆类食物

（一）谷薯杂豆类食物是碳水化合物的主要来源

谷薯杂豆类食物含有人体所需的多种营养素，是保证人体能量及各种营养素的重要来源，以谷薯杂豆类为主是保证我国儿童青少年健康成长的重要基础。

这类食物富含碳水化合物。碳水化合物在氧化分解后主要以二氧化碳和水作为代谢的终产物，对人体来说是一种“清洁能源”。碳水化合物充足时，可优先利用其供能，起到节约蛋白质的作用，也可防止由于脂肪供能产生过多的酮体。存在于谷薯杂豆类食物中的碳水化合物常以多糖的形式存在，消化吸收速度相对较慢，有利于控制血糖。

谷薯杂豆类食物中还富含膳食纤维。膳食纤维通常是指植物性食物中不能被人体消化吸收的那部分物质，可以促进胃肠蠕动和排便，减少致病因子对大肠的刺激和有害物质的吸收；还可减少脂质（特别是胆固醇）在肠道内的吸收，降低血脂浓度，有人体“清道夫”之称。

谷类食物平均含碳水化合物 40% ～ 70%，膳食纤维因加工方式和加工程度有较大变化。谷类籽粒由外到内包括谷皮、糊粉层、胚乳以及胚等主要结构，其中谷皮含有较丰富的膳食纤维以及较高含量的矿物质和脂肪；糊粉层介于谷皮与胚乳之间，富含蛋白质、脂肪、矿物质和维生素；胚乳是谷类的主要部分，含大量淀粉和较多的蛋白质，含少量脂肪和矿物质；胚位于谷粒的一端，富含脂肪、蛋白质、矿物质、B 族维生素和维生素 E 等。

在谷物精加工的过程中，过度加工会导致谷皮、糊粉层以及胚几乎完全缺失，极大地影响了谷类食物的营养价值。为满足人体对营养的需求，市场上推出了全谷类食物，即指小麦、玉米、燕麦、大米、高粱等谷物在加工过程中保留了全部可食部分的食物，可提高膳食纤维、植物固醇、矿物质、维生素等的摄入量，有助于促进人体健康。

薯类食物碳水化合物含量为 8% ～ 30%，膳食纤维约 1.8%；杂豆类食物碳水化合物含量为 55% ～ 70%（其中淀粉占 40% ～ 60%）。常见杂豆含有不同程度的水苏糖和棉籽糖等不能被人体自身消化的碳水化合物，多食会出现腹胀现象。大多数豆类也是很好的膳食纤维来源，膳食纤维含量高达 8% ～ 10%。

（二）谷薯杂豆类食物也是蛋白质的重要来源

谷薯杂豆类食物还是人体蛋白质的重要来源。谷类蛋白质含量一般在 7.5% ～ 15%，虽然含量不是很高，但在日常膳食中谷类所占的比例较高，因此是膳食中蛋白质的重要来源。人体每日约一半的蛋白质来源于谷类食物。杂豆类食物中的蛋白质含量高达 20% ～ 30%，仅次于大豆类食物，也是人体蛋白质的重要来源。

谷类及杂豆类食物中脂类含量较低，主要含亚油酸、亚麻酸、油酸及软脂酸，其中不饱和脂肪酸含量较高，还含有少量的植物固醇和卵磷脂，这些脂类物质均对人体健康有重要意义。除此之外，谷薯杂豆类食物还是维生素 B_1、维生素 B_2、烟酸以及镁、铁、锌、硒等矿物质的良好食物来源。

随着儿童青少年年龄的不断增长，谷薯杂豆类的每日摄入量也要逐步增加。《中国学龄儿童膳食指南》建议 6 ～ 10 岁儿童青少年每天摄入 150 ～ 200 克谷类和 25 ～ 50 克薯类；11 ～ 13 岁儿童青少年每天摄入 225 ～ 250 克谷类和 30 ～ 70 克薯类；而 14 ～ 17 岁儿童青少年增加到每天摄入 250 ～ 300 克谷类和 50 ～ 100 克薯类。而《学生餐营养指南》（WS/T 554—2017）说明了学校供餐过程中，儿童青少年每日应摄入谷薯类食物 250 ～ 400 克，其中全谷杂豆类 50 ～ 150 克和薯类 50 ～ 100 克。

此外，提倡儿童青少年要适量摄入全谷类食物，促进机体健康发展。适当多吃全麦面包、全麦饼干等；避免摄入过多精制食物，如过于精细的面粉或大米。儿童青少年每天也要做到摄入丰富的谷薯杂豆类食物，每天吃 3 种以上谷薯杂豆类。可以是三餐吃不同的谷薯杂豆类，如早上吃红豆包、中午吃米饭、晚上吃面条；也可以是每餐吃品种丰富的谷薯杂豆类，如八宝粥、杂粮馒头、红豆大米饭。

不同年龄段各类食物推荐摄入量

食物种类	6 ～ 10 岁	11 ～ 13 岁	14 ～ 17 岁
谷类	150 ～ 200 克 / 天	225 ～ 250 克 / 天	250 ～ 300 克 / 天
——全谷物和杂豆	30 ～ 70 克 / 天	30 ～ 70 克 / 天	50 ～ 100 克 / 天
薯类	25 ～ 50 克 / 天	25 ～ 50 克 / 天	50 ～ 100 克 / 天

——中国营养学会，《中国学龄儿童膳食指南》，2022

链接场

碳水化合物重要的生理功能

谷薯类食物是人类碳水化合物的主要来源，而碳水化合物是人体最经济的能量来源。碳水化合物的重要生理功能还包括以下几点。

❀ 提供和储存能量，可以通过有氧氧化和无氧氧化的形式供能，每克碳水化合物完全氧化后可提供 4 千卡的能量，产物为水和二氧化碳。

❀ 是构成机体组织的重要物质，组成我们人体遗传物质的核糖和脱氧核糖均属此类物质。

❀ 是维持大脑功能必需的能源，并参与细胞的组成和多种活动。

❀ 具有调节脂肪代谢、提供膳食纤维、节约蛋白质、抗生酮、解毒和增强肠道功能的作用。

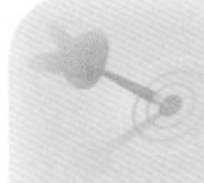

践行园

粮豆共食可提高蛋白质的营养价值

必需氨基酸是人体必不可少，而机体内又不能合成的物质，必须从食物中补充。动物性食物中，蛋白质的必需氨基酸比例接近人体的需要，属于优质蛋白质。像乳清蛋白和鸡蛋白就属于生物价（指每100克食物来源蛋白质转化成人体蛋白质的质量）很高的蛋白质，能被人体很好地利用。

与动物性食物相比，植物性食物中蛋白质的必需氨基酸比例与人体所需的差距较大，蛋白质营养价值受到影响。谷类食物蛋白质缺乏人体需要的赖氨酸，而甲硫氨酸相对充足；相反，大豆类食物中富含赖氨酸，但相对缺乏甲硫氨酸。

可以通过混合食用谷类食物与大豆类食物，以提高植物性食物中蛋白质的营养价值。大豆、玉米、大米单独食用时，其蛋白质的生物价分别为57、60、57，但当三者按2∶4∶4的比例混合食用时，其蛋白质生物价可提高到73，接近牛肉中蛋白质的营养价值。

二、蔬菜水果品种多

蔬菜水果是儿童青少年日常必不可少的组成部分。我国的蔬菜、水果品种非常丰富，也有明显的地域特点，既包括黄瓜、西红柿、菠菜等蔬菜，也包括苹果、橘子等水果。大部分蔬菜和水果具有水分含量高，碳水化合物、蛋白质和脂肪含量低，维生素、矿物质等微量营养素含量较高，以及含一定的膳食纤维的特点。

（一）蔬菜的种类

目前我国蔬菜种类多达 200 余种，在植物分类学上分属 56 个科，涉及植物的根、茎、叶、花、果实等不同的组织器官以及食用菌和食用藻类，营养价值各有千秋。

营养学上将蔬菜分为根茎类、叶菜类、鲜豆类、瓜茄类、花菜类及菌藻类等，常见的包括以下几类。

1. 根茎类蔬菜　包括胡萝卜、莲藕、山药、莴笋、白萝卜、葱、大蒜等，含钙、磷、铁等矿物质比较丰富，有的富含胡萝卜素（如胡萝卜），有的富含淀粉（如土豆），在摄食含淀粉较高的根茎类蔬菜的同时要适当减少主食的摄入。

2. 叶菜类蔬菜　包括菠菜、油菜、荠菜、韭菜等，含有丰富的维生素、矿物质和膳食纤维。

3. 鲜豆类蔬菜　包括扁豆、豇豆、四季豆、刀豆等，与其他蔬菜相比，这类蔬菜不仅蛋白质含量高，而且是一类含维生素 B_1、维生素 B_2 和烟酸较丰富的蔬菜，且含有较多胡萝卜素、维生素 C 和碳水化合物。

4. 瓜茄类蔬菜　以果实作为可食部分，包括西红柿、茄子、辣椒等。这类蔬菜除茄子外，均富含维生素 C，尤其在辣椒中含量更多。瓜茄类含矿物质和其他维生素也较多。

5. 菌藻类　包括食用菌类和食用藻类两大类。菌藻类是一类含蛋白质、膳食纤维、碳水化合物、维生素和矿物质均丰富的食物。菌藻类（干品）食物中蛋白质含量较高，有的可高达 20% 以上，且氨基酸组成比较均衡；脂肪含量较低（约 1.0%）；碳

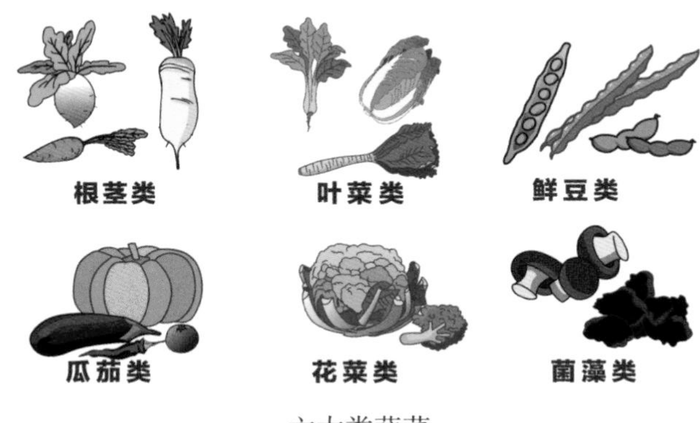

六大类蔬菜

水化合物含量相对较高（20% ～ 35%），如银耳、黑木耳和发菜（约 35%）；膳食纤维丰富。部分菌藻类食物还含丰富的植物多糖，具有很好的保健作用。

（二）水果的种类

水果是指多汁且味甜（或带酸味），可食用的植物果实，含较多的可溶性糖分，很多还含有挥发性芳香物质。水果的种类也比较多，根据结构和特性分为仁果、核果、浆果、橘果、瓜果五类。

1. 仁果　主要食用部分是由肉质的花托发育而成的果皮和果肉，内果皮处形成一个果心，内含多枚种子，如苹果和梨。

2. 核果　这是一种肉质果，内含 1 枚种子，通常称为果核，如杏和桃。

3. 浆果　这是肉果中的一类，肉质多汁，内含小型种子，果肉松软，无坚硬的外壳，如葡萄、猕猴桃、草莓、石榴。

4. 橘果　这类水果具有丰富的营养成分和独特味道，包括柑橘、柳丁、柠檬、葡萄柚等，内部的果实分成许多的果瓤，富含葡萄糖、果糖、蔗糖、枸橼酸，以及维生素 C，钙、磷、铁等多种矿物质。

5. 瓜果　这类水果多汁、多室、种子数量多，如西瓜。

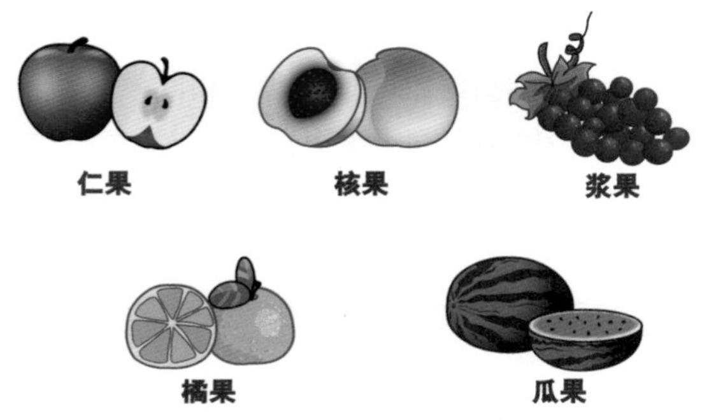

五大类水果

（三）蔬菜水果要多吃

正是由于蔬菜和水果种类较多，而营养价值各有其特点，所以为了合理营养，需要食用各类的蔬菜和水果。目前我国居民蔬菜与水果的摄入量均达不到推荐量的要求，所以应鼓励儿童多摄入蔬菜和水果。蔬菜和水果的营养特点不同，食品加工手段各异，故蔬菜和水果是不能互相替代的。

随着儿童青少年年龄的不断增长，每天吃蔬菜、水果的量也要逐步增加。在《中国学龄儿童膳食指南》中，建议 6 ～ 10 岁儿童青少年每天摄入 300 克蔬菜和 150 ～ 200 克水果；11 ～ 13 岁儿童青少年每天摄入 400 ～ 450 克蔬菜和 200 ～ 300 克水果；而 14 ～ 17 岁儿童青少年增加到每天摄入 450 ～ 500 克蔬菜和 300 ～ 350 克水果。

根据《学生餐营养指南》（WS/T 554—2017），中小学生每日应摄入蔬菜 300 ～ 500 克，其中蔬菜中叶菜等深色蔬菜应占一半以上，水果每日应摄入 150 ～ 350 克，做到蔬菜和水果的品种多样。选择蔬菜和水果时，要尽量选择新鲜的、应季的蔬菜水果，保持其营养价值和口味。

此外，由于新鲜的蔬菜水果一般难以长期保存和运输，也会有各种水果制品，如果汁、果脯、水果罐头。果汁在加工的过程中通常会导致水果中的膳食纤维明显减少，有时候还会使用添加糖。因此，果汁的营养价值不等同于水果，更不能代替水果。果脯在加工过程中，维生素损失较多，通常会使用添加糖，也会使用多种食品添加剂。因此，这些蔬菜或水果的制品营养价值不如新鲜蔬菜水果，建议尽量吃新鲜蔬菜和水果，少吃蔬菜制品或水果制品。

不同年龄段各类食物推荐摄入量

食物种类	6～10岁	11～13岁	14～17岁
蔬菜类	300克/天	400～450克/天	450～500克/天
水果类	150～200克/天	200～300克/天	300～350克/天

——中国营养学会，《中国学龄儿童膳食指南》，2022

链接场

膳食纤维益处多

蔬菜和水果富含膳食纤维，膳食纤维是指不能被人体消化系统酶类所消化吸收的高分子碳水化合物，根据在水中的溶解性分为可溶性膳食纤维和不可溶性膳食纤维。

膳食纤维不仅本身具有重要的功能，而且在肠道益生菌的作用下发酵所产生的短链脂肪酸有着广泛的健康作用。膳食纤维的主要生理功能包括以下几点。

1. 增加饱腹感　这是由于膳食纤维吸收膨胀，导致胃内容物容积增加的结果。

2. 促进排便　这是由于不可溶性膳食纤维在肠道内吸收膨胀，增加了粪便体积，刺激了肠壁蠕动。

3. 降低血糖和血胆固醇　其主要原因是膳食纤维影响小肠对糖的吸收，影响胰岛素的分泌，进而影响胆固醇的合成；其次，膳食纤维可吸附胆酸，使脂肪和胆固醇等吸收率下降，从而起到降血脂的作用。

4. 改变肠道菌群　肠道内的部分细菌可分解利用膳食纤维，同时产生短链脂肪酸，降低肠道 pH，从而改变肠道菌群的结构。

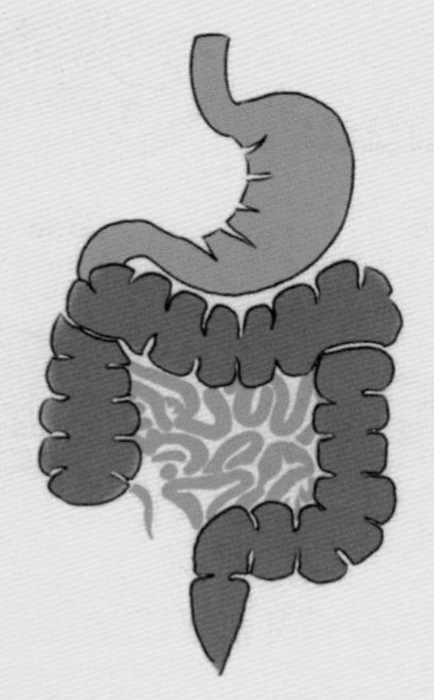

膳食纤维对胃肠有益处

三、鱼禽畜蛋要适量

鱼、禽、蛋和畜肉都含有丰富的蛋白质、脂类、维生素 A、B 族维生素、铁、锌等营养素，是平衡膳食的重要组成部分。全国营养调查结果显示，人体所需要的蛋白质、维生素 A、维生素

B_2、烟酸、磷、铁、锌、硒、铜等营养素的20%以上来源于该类食物，其中蛋白质、铁、硒、铜等甚至高达30%以上。但是此类食物的脂肪含量普遍较高，有些含有较多的饱和脂肪酸和胆固醇，摄入过多可增加肥胖、心血管疾病的发病风险，因此其摄入量不宜过多，应当适量摄入。

（一）鱼、禽、蛋和畜肉营养特点

1. 各种各样的鱼类通常脂肪含量相对较低，且含有较多的不饱和脂肪酸，有些鱼类富含二十碳五烯酸（EPA）和二十二碳六烯酸（DHA）。

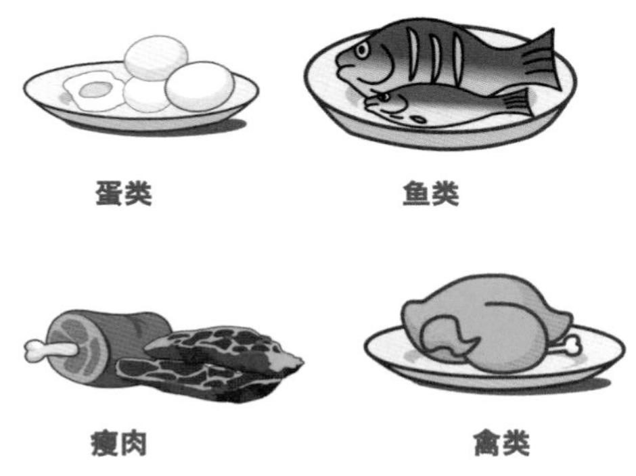

鱼禽畜蛋营养高

2. 鸡、鸭、鹅等禽类的脂肪含量也相对较低，并含较多的单不饱和脂肪酸，其脂肪酸组成优于畜类脂肪。

鱼类和禽类均对预防血脂异常和心血管疾病有一定作用，所以应优先选择鱼类、禽类。

3. 畜类动物包括猪、牛、羊等。这些动物的脂肪中饱和脂肪酸含量较高，能量密度较高，摄入过多往往是肥胖、心血管疾病和某些肿瘤发生的危险因素，但瘦肉脂肪含量较低，矿物质含量丰富，利用率高，因此应优选瘦肉，少吃肥肉。

4. 鸡蛋是营养价值较高的食物，其蛋白质的氨基酸组成接近人体需要，是优质蛋白质的良好来源。其中，蛋黄是维生素和矿物质的主要来源，尤其富含磷脂和胆碱，对健康十分有益，尽管胆固醇含量较高，但对于健康人群来说，每日摄食 1 ～ 2 枚对人体健康不会产生影响，因此吃鸡蛋不要丢弃蛋黄。

5. 此外，动物内脏（如肝、肾）含有丰富的脂溶性维生素、B 族维生素、铁、硒和锌等，适量摄入可弥补日常膳食的不足，可定期定量摄入，建议每周食用动物内脏食物 1 次，每次 25 克左右。

（二）烟熏和腌制肉类要少吃

需要注意的是，由于烟熏和腌制肉类食物（如腊鱼、烟熏猪肉）风味独特，是很有地方特色的肉类制品，受到当地儿童青少年的喜爱。但肉类在熏制和腌制加工过程中，易遭受多环芳烃类和甲醛等多种有害物质的污染，过多摄入可增加某些肿瘤的发生风险，应当尽量少吃。

（三）鱼禽畜蛋要适量摄入

尽管鱼禽畜蛋营养丰富，但也不宜过量食用。一是该类食品通常含脂类物质较多，易引起脂代谢紊乱和能量摄入过高；其次，通过膳食摄入过多蛋白质也会加重肝、肾的代谢负担。

随着学龄儿童年龄的不断增加，每天吃鱼禽肉蛋的量也会增加。在《中国学龄儿童膳食指南》中，建议 6 ～ 10 岁儿童青少年每天吃禽畜肉 40 克，水产品 40 克，蛋类 25 ～ 40 克；11 ～ 13 岁儿童青少年每天吃禽畜肉和水产品各 50 克，蛋类 40 ～ 50 克；而 14 ～ 17 岁儿童青少年增加到每天吃禽畜肉和水产品各 50 ～ 75 克，蛋类 50 克。

根据《学生餐营养指南》（WS/T 554—2017），中小学生动物性食物每日应摄入 110 ～ 205 克，其中畜禽肉类 30 ～ 70 克，鱼虾类 30 ～ 60 克，蛋类 50 ～ 75 克。

不同年龄段各类食物推荐摄入量

食物种类	6～10岁	11～13岁	14～17岁
畜禽肉	40克/天	50克/天	50～70克/天
水产品	40克/天	50克/天	50～75克/天
蛋类	25～40克/天	40～50克/天	50克/天

——中国营养学会，《中国学龄儿童膳食指南》，2022

链接场

蛋白质的生理作用

蛋白质是一种含氮的高分子有机化合物，是一切生命的物质基础，没有蛋白质就没有生命。蛋白质具有十分重要的生理作用。

- 蛋白质构成人体细胞的组成部分，正常人体内含蛋白质16%～19%，大约占人体总重量的1/5，人体干物质重量的1/2。
- 蛋白质是机体内酶的主要组成部分，催化机体的各种代谢活动，如消化酶、水解酶。
- 部分蛋白质具有运输功能，如血红蛋白可以运输铁离子。
- 可作为细胞膜上的载体，如细胞的胞吞、胞吐作用离不开蛋白质。
- 蛋白质是抗体的重要组成成分，参与分子免疫过程。
- 蛋白质起到调节作用，如胰岛素、肾上腺素等各种蛋白类激素。

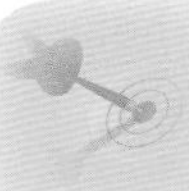

践行园

鸡蛋羹的制作

鸡蛋有煮、炒、蒸等多种加工方法，不同的加工方式对蛋白质的口感、消化、吸收利用等会有一定的影响。由于鸡蛋羹松软，口感细腻，易于消化吸收，适合低龄儿童或老年人等人群食用。此处简要介绍鸡蛋羹的做法：

1. 将鸡蛋磕入碗中。

2. 根据个人口味，不加或加入少许盐。

3. 根据个人对最后蛋羹软硬的喜好，加 1.5 ～ 2 倍的凉白开水，用筷子搅打均匀。

4. 凉水入锅，开锅后中火蒸 8 ～ 10 分钟即可。出锅后可根据个人习惯加入少量酱油、香油等。

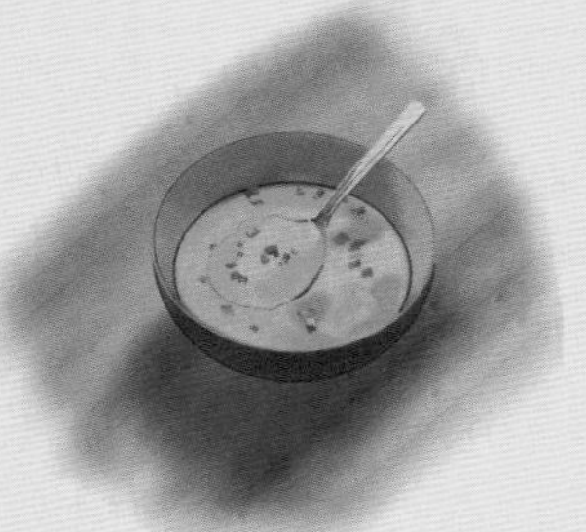

美味又营养的鸡蛋羹

四、每天摄入奶及奶制品类

钙缺乏是我国居民普遍存在的健康问题，儿童青少年处于发育时期，对钙的需求更高。奶及奶制品是膳食钙的良好来源。为改善钙营养状况，满足儿童青少年身高增长对钙的需要，儿童青少年要做到每天喝奶 300 毫升以上。

日常市场上销售的奶类主要包括牛奶、羊奶、马奶等，儿童常用的是牛奶及其制品。奶类是钙含量较高的食物，100 克鲜牛奶中钙的含量大于 100 毫克，且含有乳糖、蛋白质等促进钙吸收的营养成分，是理想的膳食钙来源。儿童青少年饮奶有利于生长发育和骨骼健康，减少成年后骨质丢失的可能性，预防成年后发生骨质疏松。

奶及奶制品中还含有丰富的蛋白质，通常鲜牛奶中蛋白质的含量约 3%，是优质的蛋白质来源。中国营养学会建议，每人每天饮奶 300 克或相当量的奶制品，可以从饮奶中获得 9 克蛋白质，占 7 ～ 10 岁儿童青少年全天蛋白质需要量（40 克）的 22.5%，占 11 ～ 13 岁男生蛋白质需要量（60 克）的 15%。

除此之外，乳类制品中含有较多的乳糖，在促进钙吸收的同时，还具有调节肠道菌群的作用。牛奶脂肪含量约 3.2%，其中低熔点的油酸占 33%，故乳脂的熔点较低，牛奶中的脂肪呈乳糜化的极小颗粒状态，均匀分布在乳汁中，易被消化吸收。乳脂中含有必需脂肪酸、卵磷脂和维生素 A 等对人体有益的成分，也含少量胆固醇。高血脂和超重肥胖者应选择低脂、脱脂奶及其制品。

牛奶中矿物质含量约为 0.7%，包括钙、磷、镁、钾、钠、锌、硫等元素，其中以钙、钾含量最为丰富，且易消化吸收；但铁含量低，仅为 0.3 毫克 /100 克。奶类中还含有多种微量元素，如锌、碘、锰、硒。牛奶也是维生素的良好来源，但其含量受原料和季节等影响，夏、秋季奶牛食青草多，牛奶中的维生素 A、维生素 E、维生素 C 比较丰富。

除了鲜奶，酸奶也是很多儿童青少年喜欢饮用的奶制品。酸奶是鲜奶加入乳酸菌发酵后的产品，营养价值与鲜奶基本相当。

部分营养素适当分解，更容易吸收，且含对人体有益的益生菌，儿童青少年可以适当饮用。此外，奶酪也是近年来市场上日益普遍的一种奶制品。

值得注意的是，乳酸饮料因为口味好，很多儿童青少年喜欢喝，但乳酸饮料都不是奶。这些饮料中奶的含量很低。所以，乳酸饮料不是奶，购买牛奶时一定要看清包装上有没有“饮料”或“饮品”二字，购买时一定要加以甄别。

有的儿童青少年喝牛奶后出现腹胀、腹痛、腹泻、排气增多等症状，这是乳糖不耐受的表现，主要是因为胃肠道内缺乏乳糖酶，没法分解牛奶中的乳糖。乳糖不耐受者可以选择酸奶、奶酪等发酵型奶制品，应避免空腹喝奶，可以在吃一日三餐时喝奶，也可以在饭后 1 ～ 2 小时内喝，每次少量喝，喝奶时可以搭配其他食物。

奶及奶制品含各类人体所需要的营养物质，特别是钙、优质蛋白质、维生素 A 等其他食物来源相对受限的营养素。《学龄儿童膳食指南》建议 6 ～ 17 岁儿童每天摄入奶及奶制品 300 克。根据《学生餐营养指南》(WS/T 554—2017)，中小学生每日学校供餐应包含奶及奶制品 200 ～ 250 克。假设奶粉中蛋白质含量为 18 克 /100 克，那么需要食用奶粉 33 ～ 42 克，相当于鲜牛奶 200 ～ 250 克。

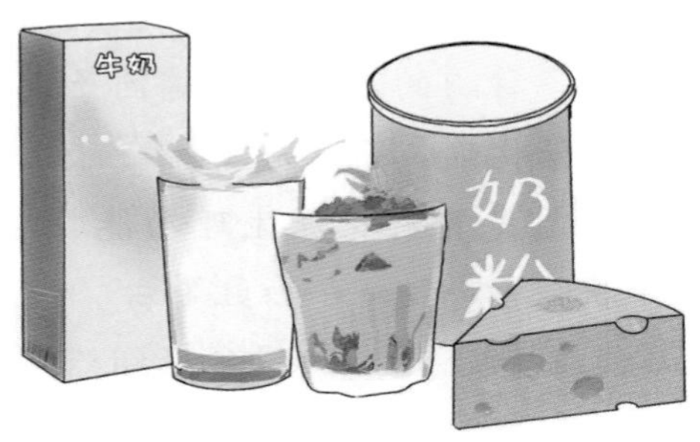

品种丰富的奶制品

不同年龄段奶、豆、坚果类食物推荐摄入量

食物种类	6 ～ 10 岁	11 ～ 13 岁	14 ～ 17 岁
奶及奶制品	300 克 / 天	300 ～ 500 克 / 天	300 克 / 天
大豆	105 克 / 周	105 克 / 周	105 ～ 175 克 / 周
坚果	50 克 / 周	50 ～ 70 克 / 周	50 ～ 70 克 / 周

——中国营养学会，《中国学龄儿童膳食指南》，2022

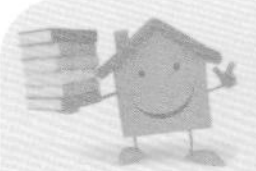

链接场

矿物质的生理功能

牛奶中矿物质含量约为 0.7%，包括钙、磷、镁、钾、钠、锌、硫等元素，其中以钙、钾含量最为丰富。

根据食物来源和人体每日需要量的多少，将矿物元素分为常量元素和微量元素。常量元素包括钾、钠、钙、镁、硫、氯、磷，微量元素包括铁、铜、锌、钴、铬、锰、硒等。这些矿物质的主要生理功能包括以下 5 点。

1. 矿物质是构成机体组织的重要成分，如钙、磷、镁是构成骨骼、牙齿等的重要成分。

2. 矿物质是多种酶的活化剂、辅因子或组成成分，如钙是凝血酶的活化剂，而锌是多种酶的组成成分。

3. 某些矿物质是具有特殊生理功能物质的组成部分：碘——甲状腺素、铁——血红蛋白。

4. 矿物质能维持机体的酸碱平衡及组织细胞渗透压。

5. 某些矿物质能维持神经肌肉兴奋性和细胞膜的通透性，钾、钠、钙、镁是维持神经肌肉兴奋性和细胞膜通透性的必要条件。

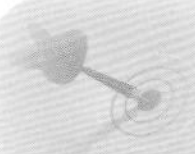

践行园

如何区分乳制品和含乳饮料?

根据国家的相关规定，乳制品的主要原料是牛奶、羊奶或其加工制品，加入或不加入适量的维生素、矿物质等作为辅料。根据国家标准《含乳饮料》（GB/T 21732—2008），含乳饮料是指以乳或乳制品为原料，加入水及适量辅料经配制或发酵而成的饮料制品，主要分为配制型含乳饮料、发酵型含乳饮料和乳酸菌饮料。

根据相关规定，纯牛奶、纯酸奶的蛋白质含量均不得低于 2.9%；调味牛乳、调味酸牛乳、果料酸牛乳蛋白质含量不得低于 2.3%。

乳饮料、乳酸菌乳饮料蛋白质含量不得低于 1%；乳酸饮料、乳酸菌饮料蛋白质不得低于 0.7%。通常把这两类产品定义为含乳饮料。

含乳饮料的配料表中水往往排在第一位，而牛乳或纯酸牛乳则是将生牛乳放在第一位。与乳制品相比，含乳饮料不仅乳成分含量低，而且糖含量较高。所以建议儿童青少年学会正确选择乳制品。

产品种类：全脂灭菌纯牛乳
配　　料：生牛乳

营养成分表		
项目	每100 ml	NRV%
能量	275 KJ	3
蛋白质	3.0 g	5
脂肪	3.5 g	6
碳水化合物	5.0 g	2
钠	50 mg	3
钙	100 mg	13
维生素A	15 μg RE	2
维生素B_2	0.12 mg	9
磷	100 mg	14
非脂乳固体	8.1%	

某牛奶的营养成分表（NRV：营养素参考值）

营养成分表

项目	每100 ml	NRV%
能量	170 kJ	2%
蛋白质	1.0 g	2%
脂肪	0.9 g	2%
碳水化合物	6.0 g	2%
钠	80 mg	4%

低聚异麦芽糖　mg/100g>500

配　料	水，生牛乳，白砂糖，果葡糖浆，低聚异麦芽糖，乳清蛋白粉，食品添加剂

某乳饮料的营养成分表（NRV：营养素参考值）

五、大豆类及其制品不能少

大豆是指黄豆、青豆、黑豆等蛋白质含量较高（＞35%）的干豆类的统称，通常可以做成豆浆、豆腐、豆腐干、腐竹等豆制品，也可以做成腐乳等发酵的豆制品。各种各样的豆制品不仅是具有中国特色的美食，也含有丰富的营养。

适当多吃大豆及其制品可以增加优质蛋白质的摄入，还可防止过多消费肉类带来的不利影响。大豆脂肪含量 16% ～ 18%，富含必需脂肪酸和大豆卵磷脂，也是 B 族维生素、维生素 E 和膳食纤维的良好来源，还含有低聚糖、异黄酮、植物固醇等多种人体需要的植物化学物质。此外，虽然黄豆或绿豆中的维生素 C 很少，但将黄豆生成黄豆芽，或绿豆生成绿豆芽后，维生素 C 的含量会增加。当冬季新鲜蔬菜少时，可以多吃黄豆芽或绿豆芽，作为维生素 C 的良好来源。

《中国居民膳食指南（2022）》推荐每人每天吃大豆及其制品和坚果 25 ～ 35 克。可以选择各种各样的豆制品，如豆腐、豆浆、腐竹。如果每天需吃 25 克大豆，按照蛋白质含量折算成不同的豆制品，大约相当于 140 克南豆腐、72.5 克北豆腐、175 克内酯豆腐、40 克豆腐丝、55 克豆腐干或者 365 克豆浆。值得注意的是，喝生豆浆或未煮开的豆浆可能会出现中毒，因此生豆浆需要先用大火煮沸，再改用小火煮 5 分钟左右，才能破坏抗营养因子等有害物质。

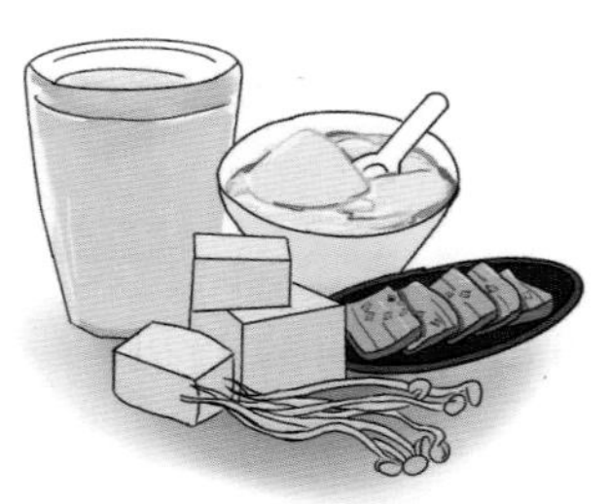

品种丰富的大豆及其制品

链接场

大豆的植物化学物质

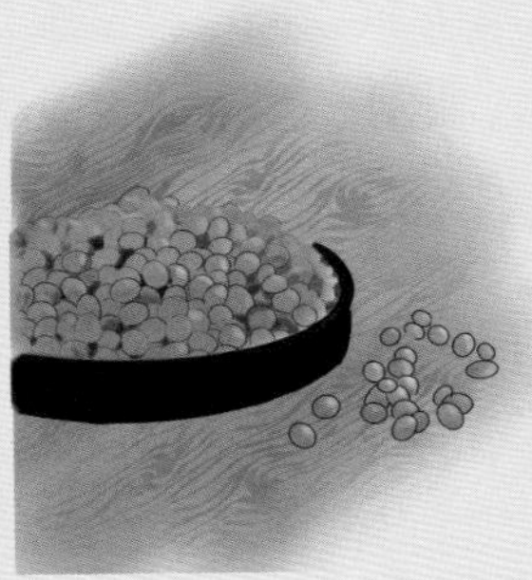

大豆（黄豆）

大豆中不仅含有丰富的蛋白质、脂肪、膳食纤维、矿物质、维生素等，还含有丰富的植物化学物质，这些物质具有特殊的生理作用。

1. 大豆异黄酮　主要分布在子叶和胚轴，其雌激素作用影响激素分泌、代谢生物学活性、蛋白质合成等。

2. 大豆皂苷　含量为 0.62% ～ 6.12%，具有抗菌、抗病毒及增强免疫力的功能。

3. 大豆甾醇　主要来源于大豆油脂，含量为 0.1% ～ 0.8%，结构与胆固醇相似，可以阻碍胆固醇的吸收，抑制血清胆固醇的升高。

4. 大豆卵磷脂　对营养相关慢性病具有一定的预防作用。

5. 大豆低聚糖 主要包括水苏糖和棉籽糖，在肠道微生物作用下可产酸、产气，引起胀气。但近年来研究发现，大豆低聚糖具有维持肠道微生态平衡、提高机体免疫力、降压、降脂等作用。

6. 植酸 大豆中含 1% ～ 3%，可影响矿物质元素的吸收，但同时具有抗氧化、抑制淀粉及脂肪消化吸收的作用。

六、油盐糖等调味品不能多

烹调油和食盐是我们日常烹调食物必不可少的帮手，但食用量一定要合理掌握，儿童青少年要培养清淡饮食的习惯，烹调油和食盐的食用量能少则少。

无论是使用植物油脂还是动物油脂来加工食物，过多使用都会增加肥胖的风险，继而诱发心脑血管及其他代谢性疾病；其次，高温油脂产生的二聚体、环化物等也会增加癌症的发病风险。中国营养学会推荐，每日烹调油摄入量应在 25 ～ 30 克，这样才能促进营养均衡，提高机体功能，改善营养状况。

钠是人体不可缺的宏量元素，主要来源于食盐的摄入，以及众多调味品（如酱油、味精、各种食用酱类），但过多摄入也会对人体产生危害，如众所周知的高血压。虽然盐既不含嘌呤也不含碳水化合物，但是食盐中的钠会促进尿酸沉淀，而且很多痛风患者伴有高血压等慢性病。世界卫生组织建议盐的每日摄入量不超过 5 克。

在食品生产和制备过程中被添加到食品中的糖及糖浆，被称为添加糖，包括白砂糖、绵白糖、红糖等。儿童青少年摄入的食品主要包括饮料、甜点和糖果等。过多摄入添加糖会增加儿童青少年发生龋齿、超重肥胖等慢性疾病的风险。儿童青少年要少吃这些食物。

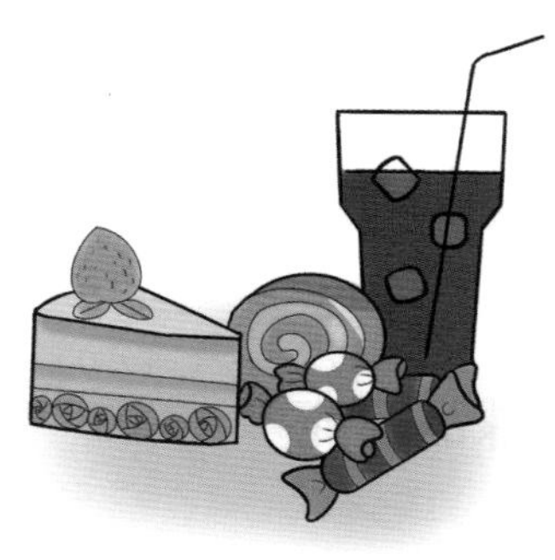

常见的高糖食品

根据《学生餐营养指南》（WS/T 554—2017），中小学生学校供餐时，植物油每日应限制在 25 ～ 30 克，盐的摄入应限制在 5 克。《中国居民膳食指南（2022）》推荐每人每天添加糖摄入量不超过 50 克，最好控制在 25 克以下。

不同年龄段盐、油的推荐摄入量

食物种类	6 ～ 10 岁	11 ～ 13 岁	14 ～ 17 岁
盐	＜4 克 / 天	＜5 克 / 天	＜5 克 / 天
油	20 ～ 25 克 / 天	25 ～ 30 克 / 天	25 ～ 30 克 / 天

——中国营养学会，《中国学龄儿童膳食指南》，2022

链接场

脂肪的生理功能

烹调油主要含脂肪，脂肪又名甘油三酯，与人体健康相关的主要是与甘油相连的三个脂肪酸，通常认为较低饱和程度的脂肪酸有利于人体健康，过量摄入饱和脂肪酸会对人体产生不良的影响。脂肪的主要生理功能包括 7 点。

1. 供给能量。脂肪是人体能量的重要来源之一，1 克脂肪在体内代谢后可提供约 9 千卡的能量。

2. 维持体温，保护脏器。

3. 构成人体组织。脂类是人体细胞的重要成分。

4. 促进脂溶性维生素的吸收。

5. 提供必需脂肪酸。

6. 增加饱腹感。脂肪在胃内停留时间较长，可增加饱腹感，使人不易感到饥饿。

7. 提高膳食感官特性。在烹调食物时，脂肪可增加食物的美味。

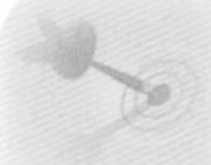

践行园

日常膳食减少用盐量

盐摄入过多对不同年龄段的人群有不同的危害。婴儿期摄入较多，会导致唾液分泌减少，溶菌酶也减少，增加肾负担；对于成年人来说，过多摄入盐会增加高血压的发生风险，摄入过多还会使人体发生较明显的钙流失，促进肿瘤发生，尤其是胃癌。为控制盐的摄入，一是要强化减盐意识，其次可借助工具，如一平啤酒盖的盐为 5 ～ 6 克，是健康成年人和 11 岁以上青少年的每日摄入量。

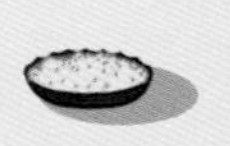

啤酒瓶盖（5～6克）

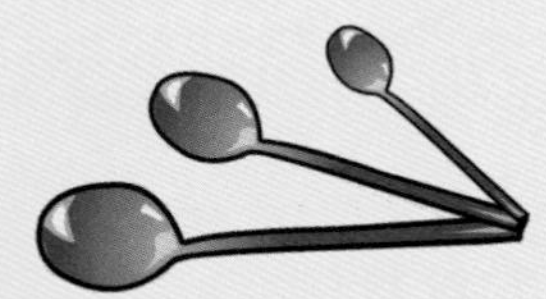

2克、3克和5克盐勺

不同容器的盐量

第三节　食物搭配要均衡

导读台

- 各类食物应该吃多少？
- 如何做到食物多样？

知识窗

一、不同年龄儿童青少年的食物量

儿童青少年生长发育迅速，对各种营养素的需求量相对较高，如果缺乏就会发生相应的缺乏病。如缺乏能量和蛋白质可导致营养不良；缺乏维生素 A 和 B 族维生素可影响生长发育；缺乏维生素 C 则可导致微血管破裂，产生淤血、紫癜，引起疼痛和关节胀痛，牙龈萎缩、出血等坏血病症状；锌缺乏可引起食欲缺乏、皮炎、免疫力低下等症状，严重者可导致侏儒症的发生。

因此，这一阶段既要满足儿童青少年的饱腹感，还得满足对各种营养素的需求，提供一些营养素密度较高的食物，即在提供等能量食物的前提下，尽量选择富含优质蛋白质、矿物质元素及维生素的食物。合理选择营养强化食物来提高易缺乏营养素的摄入。应尽量避免因能量摄入过多导致的超重或肥胖。

对于儿童青少年来说，蛋白质的供应要保证量够质优。优质蛋白质含量要达到总蛋白质的一半左右，蛋白质供能占总能量的 10% ～ 14%。脂肪不宜过多，所供能量占总能量的 25% ～ 30%，同时需要限制畜肉类的摄入，减少饱和脂肪酸的摄入。由于骨骼、牙齿的迅速发育，需要大量钙、磷等矿物质作为骨骼钙化的材料，微量元素铁、锌、铜、碘、硒也不可缺少。

为达到上述推荐的营养素需求量，不同年龄段儿童青少年各类食物的推荐摄入量如下。

学龄儿童各类食物建议摄入量 *

食物类别	单位	6 ～ 10 岁	11 ～ 13 岁	14 ～ 17 岁
谷类	克 / 天	150 ～ 200	225 ～ 250	250 ～ 300
——全谷物和杂豆	克 / 天	30 ～ 70	30 ～ 70	50 ～ 100
薯类	克 / 天	25 ～ 50	25 ～ 50	50 ～ 100
蔬菜类	克 / 天	300	400 ～ 450	450 ～ 500
水果类	克 / 天	150 ～ 200	200 ～ 300	300 ～ 350
畜禽肉	克 / 天	40	50	50 ～ 75
水产品	克 / 天	40	50	50 ～ 75
蛋类	克 / 天	25 ～ 40	40 ～ 50	50
奶及奶制品	克 / 天	300	300	300
大豆	克 / 周	105	105	105 ～ 175
坚果	克 / 周	50	50 ～ 70	50 ～ 70
盐	克 / 天	＜ 4	＜ 5	＜ 5
油	克 / 天	20 ～ 25	25 ～ 30	25 ～ 30
水	毫升 / 天	800 ～ 1000	1100 ～ 1300	1200 ～ 1400

* 能量需要量水平计算，按照 6 ～ 10 岁（1400 ～ 1600 kcal/d），11 ～ 13 岁（1800 ～ 2000 kcal/d），14 岁及以上（2000 ～ 2400 kcal/d）；大豆建议摄入量以干黄豆计算；坚果建议摄入量以果仁计算。

链接场

食物强化

几乎没有一种天然食物能够完全满足人体所需的各

种营养素，而且食品在烹调、加工、贮存等过程中常会有部分营养素损失。

为了弥补天然食品的营养缺陷以及补充食品加工、贮存过程中营养素的损失，满足不同人群对营养素的需要，向食品中添加一定量的食品营养强化剂，以提高其营养价值，这样的食品称为营养强化食品。加入到食品中的天然或人工合成的营养素和其他营养成分称之为营养强化剂。

营养强化剂均为营养素，如维生素、矿物质和氨基酸，也可包括用于营养强化的天然食物及其制品，如大豆粉、谷胚、大豆蛋白。目前我国市场上比较常见的营养强化食品包括铁强化酱油、维生素 A 强化植物油、复合营养素强化面粉等。国内外的一系列实践都证明，使用营养强化食品可以有效预防各类人群因日常膳食摄入不足导致的某些营养素的缺乏疾病。

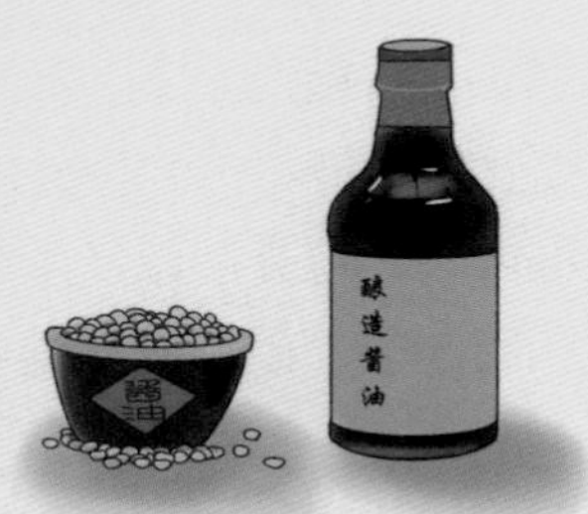

铁强化酱油

二、搭配食物的原则

营养素是儿童青少年生长发育的物质基础，是促进健康、改善体质的重要因素。合理营养不仅可以补充生活与学习过程中的能量消耗，更能提供正常生长发育所需的各种营养素，是儿童青少年智力和体格正常发育、乃至一生健康的基础。儿童青少年正处在身体和心理发育的关键时期，提供数量充足、质量优良、比例合适的营养素至关重要。

人类属于高等杂食性动物，具有理性选择食物的能力。既然是杂食性动物，在食物的选材上就需要做好动物性食物与植物性食物的合理搭配，在实际操作过程中就是要做到荤菜与素菜搭配。根据我国传统膳食的特点，谷薯类是儿童青少年日常膳食的主体，常称为主食；蔬菜品种要丰富，量要充足；而鱼禽等肉类，量要适宜。

儿童青少年的日常膳食也要做到粗粮与细粮搭配。粗杂粮中含有丰富的植物化学物质，也含有较多的膳食纤维，对预防慢性病的发生和促进人体健康具有非常重要的意义。另外，细粮也需要适当的粗加工，常用细粮包括小麦和水稻，其谷皮和糊粉层含较为丰富的不饱和脂肪酸、B 族维生素、膳食纤维、多种矿物质等，胚中也富含多不饱和脂肪酸、维生素 E 等人体必需的营养素，但在精加工的过程中，籽粒外层以及胚的部分几乎被完全脱掉，丢失了大量不饱和脂肪酸、矿物质及维生素，极大地影响了这些食物的营养价值。

儿童青少年膳食还要注意食物颜色的搭配。食物的颜色是“色、香、味、形”里很重要的一项感官指标，不同颜色的食物不仅营养价值不同，在达到平衡膳食的同时，还可以提高儿童青少年的食欲，做到愉快进餐。常见的食物颜色包括红、黄、绿、紫等。

儿童青少年的日常膳食也要逐步形成干稀搭配的习惯。干稀搭配帮助身体补充水分，也有利于机体对食物的消化和吸收。

咸甜搭配要适度。最好是限制儿童青少年摄入含糖食物的数量，少吃点心和糖果之类的食物，尽量减少饮用含糖饮料。高糖饮食常会导致能量过剩，体重增加，是许多代谢疾病的根源，限制糖摄入还可保护儿童牙齿。而过咸的食物容易增加高血压的发生风险，每人每日盐摄入量不应超过 5 克。

建议每天的膳食应包括谷薯类、蔬菜水果类、畜禽鱼蛋奶类、大豆坚果类等各类食物。平均每天摄入 12 种以上食物，每周 25 种以上。早餐至少摄入 4 ～ 5 个品种，午餐摄入 5 ～ 6 个品种，晚餐摄入 4 ～ 5 个品种。

传统的二米饭、豆饭、八宝粥等都是增加食物品种的好方法。蔬菜水果是平衡膳食的重要组成部分，摄入各种各样的奶及奶制品，经常吃大豆和豆制品，适量吃坚果。鱼、禽、蛋和瘦肉的摄入要适量。少吃肥肉、烟熏和腌制肉食品。建议足量饮水，提倡儿童青少年饮用白开水。

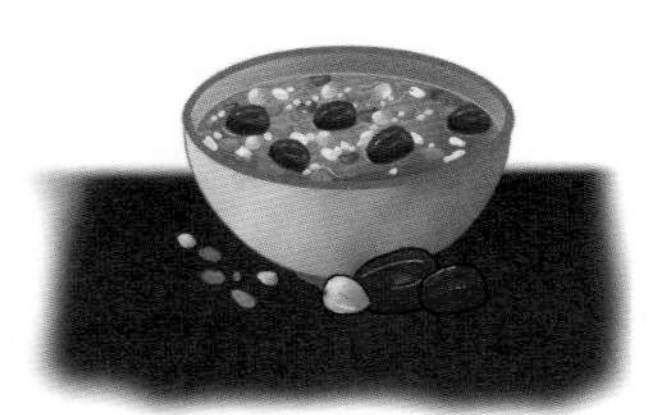

八宝粥

此外，建议各年龄段人群都应天天运动、保持健康体重，坚持身体活动，每天至少进行 60 分钟中等强度或高强度的身体活动。

三、学龄儿童膳食指南

2022 年，《中国学龄儿童膳食指南》综合分析了我国学龄儿童的营养和健康状况，探究了合理膳食、饮食行为与健康的关系，更加全面、详细地为学龄儿童提出了膳食方面的建议。其核心信息在一般人群膳食指南的基础上，补充了以下 5 条内容。

1. 主动参与食物选择和制作，提高营养素养。

2. 吃好早餐，合理选择零食，培养健康饮食行为。

3. 每天喝奶，足量饮水，不喝含糖饮料，禁止饮酒。

4. 多户外活动，少视屏时间，每天 60 分钟以上的中高强度身体活动。

5. 定期监测体格发育，保持体重适宜增长。

为了更形象地宣传学龄儿童膳食指南核心推荐信息，2022 年的《中国居民膳食指南》中特别针对儿童设计了中国儿童平衡膳

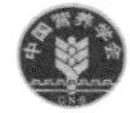

中国儿童平衡膳食算盘(2022)

Chinese Children Food Guide Abacus (2022)

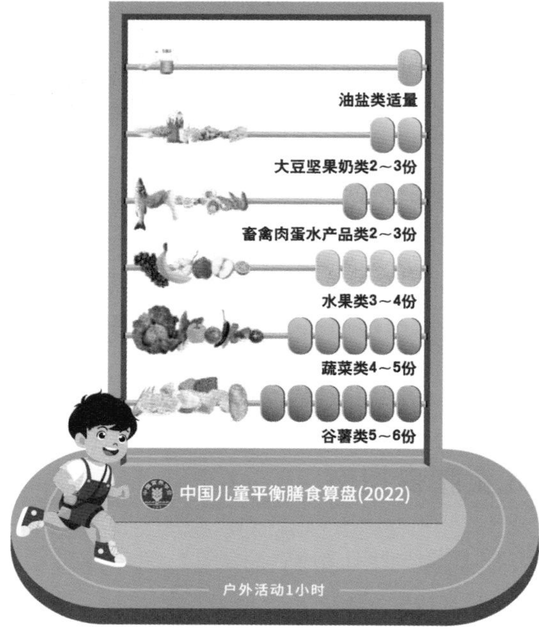

食算盘，并对中国儿童平衡膳食算盘进行了再次解读，利用色彩和算珠来示意合理膳食的食物搭配，以便更好地指导学龄儿童做到合理膳食和积极运动，为进一步促进我国学龄儿童的营养与健康状况提供科学指导。家长和生活老师可根据中国儿童平衡膳食算盘给出的建议，正确教育、安排和指导儿童青少年合理膳食，确保儿童青少年健康成长。

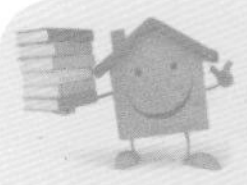

链接场

为促进我国居民合理营养、改善健康状况，教育国民明智而可行地选择食物、调整膳食，自 1989 年起，根据我国的经济发展水平，居民膳食存在的问题等，中国营养学会先后发布了五个版本的《中国居民膳食指南》，新修订的《中国居民膳食指南（2022）》针对 2 岁以上的所有健康人群，提出平衡膳食 8 条准则。

食物多样，合理搭配
吃动平衡，健康体重
多吃蔬果、奶类、全谷、大豆
适量吃鱼、禽、蛋、瘦肉
少盐少油，控糖限酒
规律进餐，足量饮水
会烹会选，会看标签
公筷分餐，杜绝浪费

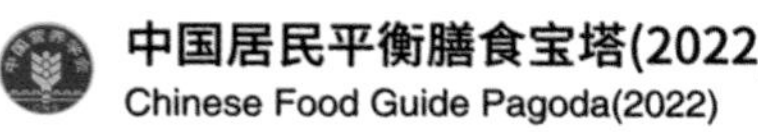

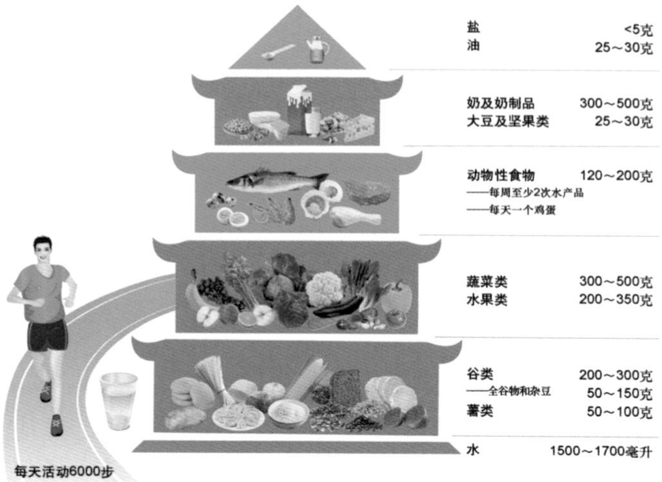

第四节 食物贮存要短期

导读台

- 为什么谷薯杂豆类食物要放置于阴凉通风处?
- 新鲜的蔬菜水果储存条件和储存时间是相同的吗?
- 为什么鱼禽畜蛋不宜长期存放?
- 食用油的存放应注意什么?
- 为什么冰箱不是保险箱?
- 食品标签上的保存条件是什么意思?

知识窗

一、谷薯杂豆类食物要储存在阴凉通风处

家庭日常购买的干制谷物类食品，如大米、白面粉、玉米面、小米、黄豆、红豆、黑豆、芸豆，如果处理方法不得当，放置时间长了就容易生虫，甚至霉变。这些干制谷物类食品要在阴凉通风处储存。

薯类食品，包括甘薯、土豆、芋头、山药等，应该放在阴凉干燥的地方保存，要避免潮湿，防止霉变。

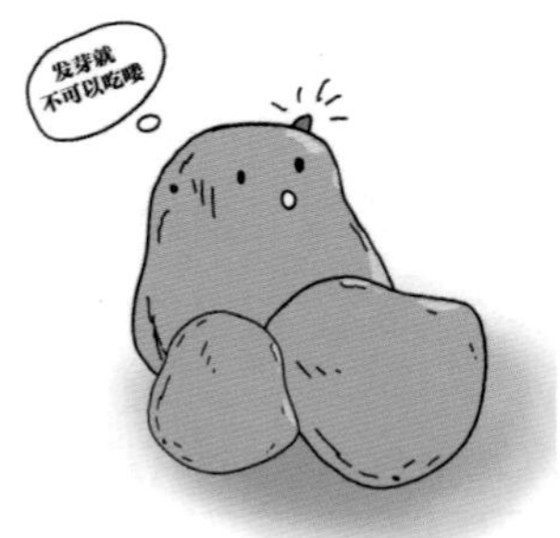

发芽的土豆不能吃

家庭中常用的谷类储存要点包括以下 5 方面。

1. 冷冻　我们可以将剩余的粮食装入密封的袋子里，然后放到冰箱的冷冻室，放置 24 小时后拿出，放到阴凉干燥处即可。

2. 暴晒　这个方法比较适合夏季，选择阳光直射的天气，将剩余的粮食在太阳底下暴晒 5 ～ 6 小时，注意要每隔 1 ～ 2 小时翻动一次，这样可以让每粒粮食都接受太阳的直射。

3. 密封　把家中不经常使用的粮食使用密封袋封装并抽出

袋中的空气，使袋子保持真空。

4. 挑拣　我们在存放粮食之前一定要将已经变质的、生虫的单个粮食挑拣出去，以减少其他粮食变质的概率，这一点很有必要。

5. 储存地点　粮食应该放在阴凉、干燥的地方保存，要避免潮湿，防止霉变的发生。

二、选择新鲜的蔬菜水果

新鲜的蔬菜水果含有丰富的维生素和植物化学物质，但如果存储不当，这些营养素将逐步损失。

储存蔬菜水果时，不同的品种需要区别对待。有些果蔬应低温保存，有些却不能低温储存。如香蕉在低于 11℃储藏后会导致果实遭受冷害，使果面变黑，果心变硬，食用品质大大下降。大家可请参考下表存储果蔬。

家庭蔬菜与水果的储存保鲜表

		位置	小提示	储存时间
蔬菜	芦笋	冰箱	直立储存，罐子底部有 2.5 厘米的水	5～10 天
	豆类	冰箱		8～12 天
	甜菜	冰箱		1～3 周
	西兰花	冰箱		1～2 周
	球芽甘蓝	冰箱		1～2 周
	卷心菜	冰箱	避免与释放高水平乙烯的食物一起存放	1～3 个月
	胡萝卜	冰箱		1～2 个月
	花菜	冰箱	花菜根部朝下	2～4 周

（续表）

		位置	小提示	储存时间
蔬菜	黄瓜	阴凉处	避免与释放高水平乙烯的食物一起存放	1～2 周
	韭菜	冰箱		5～7 天
	洋葱	阴凉处	气味强烈，可吸收其他农产品气味	5～7 天
	防风草	冰箱		1～2 个月
	豌豆	冰箱		2～4 天
	辣椒	冰箱	干辣椒可比新鲜辣椒久存	5～7 天
	土豆	阴凉处	避免与大蒜、洋葱一起存放	1～5 个月
	萝卜	冰箱	建议浸泡在冰水中	1～3 周
	绿叶蔬菜	冰箱	尽快食用	2～3 天
	西葫芦	冰箱	接触处理时极易损坏	3～5 天
	甜玉米	冰箱	可吸收不好的气体（需剥掉玉米皮）	5～7 天
	西红柿	室温	绿色西红柿需用报纸包裹直到成熟	4～6 天
	芜菁	冰箱		20～30 天
	笋瓜	阴凉处		1～2 个月
水果	苹果 ***	冰箱	可吸收异味，避免与洋葱、大蒜一起储存	1～3 个月
	香蕉 **	室温	避免与释放高水平乙烯的食物一起存放	5～7 天
	浆果 *	冰箱		7～10 天
	柑橘类 *	室温	避免与释放高水平乙烯的食物一起存放	2～3 周
	葡萄 *	冰箱	避免与释放高水平乙烯的食物一起存放	1～2 周
	西瓜 *	阴凉处	避免与释放高水平乙烯的食物一起存放	2～3 周
	梨 ***	冰箱	避免与释放高水平乙烯的食物一起存放	2～3 天（成熟）
	核果 ***	冰箱	避免与释放高水平乙烯的食物一起存放	1～2 周

*** 表示产生高水平乙烯；** 表示产生中等水平乙烯；* 表示产生低水平乙烯

常见的家庭蔬菜水果储存方法包括以下四点。

✓ 果蔬带一些湿土更有利于保鲜，保存前，只需去掉已经变色和腐烂的叶子。为了不弄脏冷藏室，可以包上纸或装入留孔的袋中存放。生菜和卷心菜这类蔬菜，储藏时连带最外层的叶子一同放入冰箱，食用时再将其撕掉，用清水洗干净即可。

✓ 不同种类的果蔬最好分开包装、摆放。另外，储存香蕉时，最好用保鲜膜将香蕉的茎部包裹好，这样能减少乙烯的释放，延缓变质。

✓ 蔬菜储存最好用纸袋包装，如果是用保鲜膜或塑料袋包装，应先把包裹果蔬的保鲜膜或塑料袋扎几个透气孔，保证其透气性良好。

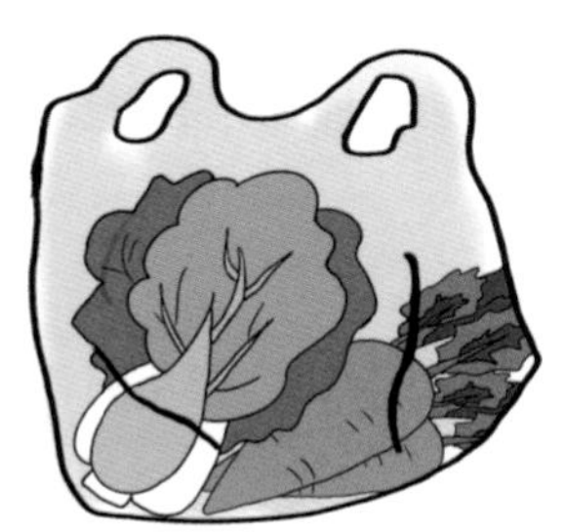

蔬菜放在塑料袋里要敞开口

常见的家庭蔬菜水果储存误区有以下三点。

× 先把蔬果洗干净再存放。果蔬带水存放容易滋生细菌，尤其是叶类蔬菜，密封太严水分过多，更容易腐烂变质、掉叶。

× 把所有蔬果混在一起存放。实际上，无论是常温保存还是冷藏保存，都应该注意不同果蔬应保持一定距离。因为很多果蔬会释放乙烯，如苹果、梨、木瓜、香蕉，而乙烯会加速果蔬的成熟和老化，若将其他果蔬与此类果蔬放在一起，就容易提早老化、腐烂。

× 蔬菜储存时使用保鲜膜。用保鲜膜包裹，这样做容易滋生细菌，且会加速亚硝酸盐的产生。

链接场

乙烯作为一种气态的植物内源激素。当果实中乙烯含量增加时，已合成的生长素又可被植物体内的酶或外界的光所分解，进一步促进其中有机物质的转化，加速成熟。

对于家庭果蔬保鲜，我们需要知晓哪些是释放高水平乙烯的果蔬，哪些是对高水平乙烯气体敏感的果蔬，从而做好果蔬储存，通过控制好果蔬之间释放的乙烯水平来使之产生较好的相互影响作用。

乙烯
释放者
通过了解果蔬所释放乙烯的水平，来使之产生较好的相互影响作用，从而指导果蔬存放
比如，如果你想让桃子快点熟，可以在装有桃子的密封纸袋里放一个熟香蕉
乙烯
敏感者

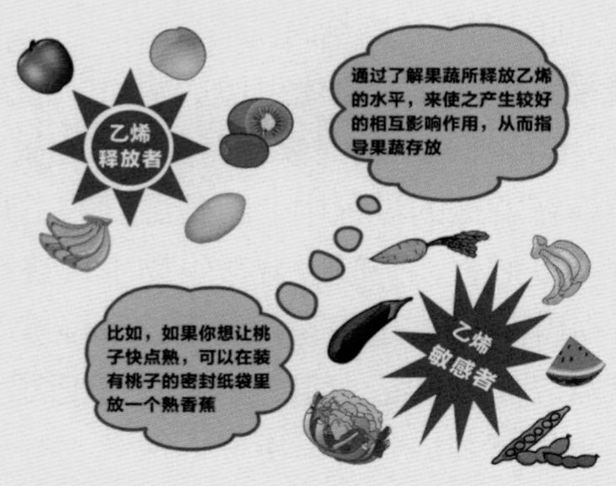

果蔬中的乙烯相互影响作用

三、鱼禽畜蛋不宜长期存放

鱼禽畜蛋等动物性食物的蛋白质、脂肪含量丰富，而食物腐败主要是由微生物引起的。引起食物腐败的微生物主要可以分为三大类：①分解蛋白质的微生物；②分解碳水化合物的微生物；③分解脂肪的微生物。很显然动物性食物中蛋白质、脂肪都比植物性食物要高得多。鱼禽畜蛋保存不当，腐败微生物生长起来也就快，所以更容易腐败变质。

鱼禽畜蛋等动物性食物，一般采用低温储藏，包括冷藏和冷冻。冷藏主要使它们的生命代谢过程尽量延缓，保持其新鲜度；冷冻是保持动物性食物营养价值、延长保存期较好的方法。

对于冷冻食品，“快速冷冻，低温缓慢解冻，解冻后的食品不能二次冷冻”是减少冷冻动物性食物营养损失和保障食品安全的重要措施。

速冻的主要优点包括形成的冰晶体颗粒小，对细胞的破坏性也比较小。同时，冻结时间越短，允许盐分扩散和分离出水分以形成纯冰的时间也随之缩短。将食品温度迅速降至微生物生长活动温度以下，就能及时阻止冻结时食品瓦解。

采取低温缓慢解冻的主要优点包括两点。①低温解冻的食品安全性更好。食品在冻结的时候，存在其中的微生物的活性基本被抑制，然而在解冻的过程中，随着温度的上升，微生物开始复苏，活性得以增强，一般适合微生物生长繁殖的温度区间在 5 ～ 60℃。如果解冻的过程一直处于这个温度区间，微生物将快速大量繁殖，食品很容易腐败变质，增加了食品安全隐患。②缓慢解冻的食品营养成分可以更好地保留。对于普通冷冻食品而言，如果解冻速度过快，会导致处于细胞间隙的水分没有充足时间重新“流回”细胞内，从而使汁液流失，降低食品的营养价值。

当食材被存入冰箱，低温环境会使食材中的水分冻成冰晶，导致蛋白质发生冷冻变性和一系列理化性质的改变。解冻过程中，细胞腔和晶格组织变软，食物的水分大量外溢失散，造成可溶性蛋白质、矿物质、维生素等水溶性营养物质的流失，从而影响食材的营养价值和食用口感。从营养价值的角度来说，解冻过的食物再冷冻会加速营养破坏。食材已经经历了一次营养流失，如果解冻后再冷冻，会造成营养物质进一步“缩水”，所以不建议对食材反复冷冻、解冻。

反复解冻导致细菌倍增，影响食材安全性。食材生长、采摘、运输过程都会接触有菌环境，或多或少会携带一些细菌，但在冷冻环境下，细菌的生长繁殖能力基本消失，所以才能长久存储食物而不变质。解冻过程温度升高，食物中的细菌会“恢复生命力”。例如，肉类食品解冻会产生富含蛋白质的血水，这些血水为细菌生存提供了养分，再加上温度适宜，细菌就会重获生机并在短时间内饱餐、繁殖。所以再次冷冻食物时，食物中的细菌数量可能是之前的几倍、几十倍，甚至几百倍。

另外，常温环境自身就有大量的细菌，常温解冻的食物自然

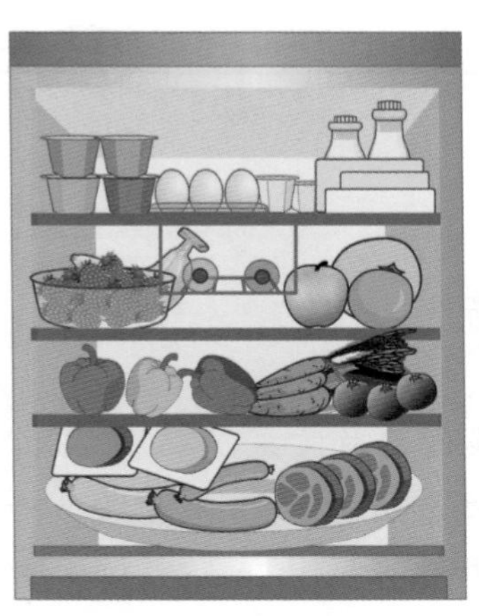

冰箱分区存放食物

会成为细菌生长的温床，反复解冻会使细菌拥有更多生长和繁殖的时间，其数量会大量增加，有可能造成食材腐败变质。

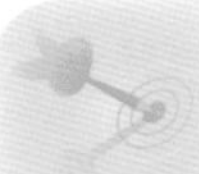

践行园

动物性食物原料建议存储温度

种类	环境温度	具体食物
畜禽肉（冷藏）	−1～4℃	猪、牛、羊和鸡、鸭、鹅等肉制品
畜禽肉（冷冻）	−12℃以下	猪、牛、羊和鸡、鸭、鹅等肉制品
水产品（冷藏）	0～4℃	罐装冷藏蟹肉、鲜海水鱼
水产品（冷冻）	−15℃以下	冻扇贝、冻裹面包屑虾、冻虾、冻裹面包屑鱼、冻鱼、冷冻鱼糜、冷冻银鱼
水产品（冷冻）	−18℃以下	冻罗非鱼片、冻烤鳗、养殖红鳍东方鲀
水产品（冷冻生食）	−35℃以下	养殖红鳍东方鲀

链接场

1. 各种肉类的存放方式

鱼、禽、畜、蛋等动物性食物，一般采用低温储藏，包括冷藏和冷冻。

鱼、禽、畜可参考动物性食物原料建议存储温度表进行冷藏和冷冻，蛋类建议在 4 ～ 10℃的环境中储存。

2. 建议的储存时间

鸡蛋：冷藏（4℃）最多 30 天，常温 1 ～ 2 周。

肉类：猪、牛、羊肉冷藏（4℃）不超过 3 ～ 5 天，禽类和水产不超过 1 ～ 2 天。

鱼类、肉类：冷冻 3 个月。

虾类、贝壳类：冷冻 2 个月。

四、食用油储存要合理

食用油在储藏期间会发生各种变化，使其品质降低，甚至酸败变质。然而，由于油脂只有酸败到一定程度时，外观上才会出现一些变化，比如颜色变深、沉淀增多、油液浑浊并产生“哈喇味”等，因此一般很难从食用油的外观上辨别它是否变质。其中温度、光照、水分、金属离子和食用油的品种均会影响其氧化变质的速度。为了避免这种潜在危害，应采取正确的食用油储存方法。

食用油开盖后应存放在避光低温处，并在 3 个月内使用完，避免脂类的酸败。实验表明，对于大豆油、菜籽油、调和油，放置在厨房灶台或远离灶台的桌面正常使用超过 5 周，其过氧化值就超过了国家标准。在避光条件下，无论室温还是 40℃高温，大豆油、菜籽油、调和油的过氧化值上升比较缓慢，放置 7 周后都不会超过国标。也就是说，相对于温度，光照对这三种油品质的影响更大一些。所以，对于大豆油、菜籽油和调和油，为了保持好品质，要特别注意避光保存。对于花生油和葵花籽油，光照和温度都是敏感因素。光照时，葵花籽油第 4 周、花生油第 3 周的过氧化值就超过了国标。避光时，高温 40℃放置 4 周就超过了国标。因此，葵花籽油和花生油要同时注意避光和低温保存。玉米油对光和温度的耐受情况是最好的，只有在 40℃光照的极端情况下，过氧化值在使用 6 周后才超标，相比于其他植物油比较稳定。

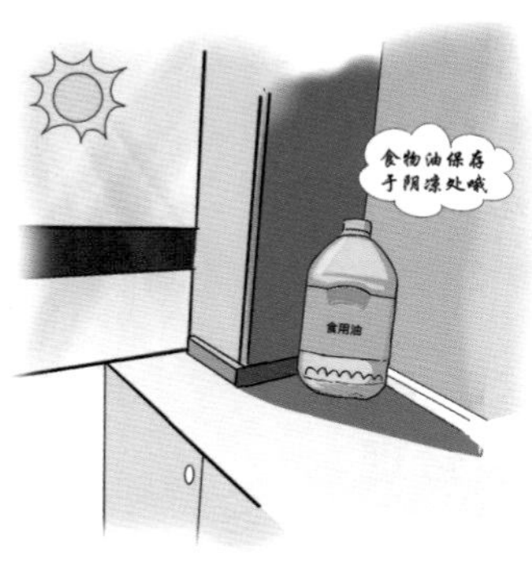

植物油应避光保存

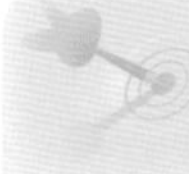

践行园

食用油的正确储存技巧

1. 买小包装油，按照中国居民膳食指南推荐每日用油量 25 ～ 30 克折算一下，以 1 个半月以内能使用完的量为宜。

2. 如果是大包装的油，可以选择将油倒入控油壶，再将大瓶用胶带密封好，放在阴凉避光的地方，但是最好在 3 个月内吃完。

3. 如果选择分装小瓶再食用，分装到干净的小瓶中，要注意瓶子应干燥，不能带水，首选棕色玻璃瓶。

4. 远离灶台或阳台，尤其是在炒菜时，很多人倒完油习惯放在灶台旁，这样反复接触高温和火光对于油脂的保存也是不利的。

5. 买油的时候选择生产日期比较近的商品，生产日期越近越新鲜。

五、冰箱不是保险箱

通常，家用冰箱有冷藏室和冷冻室，其中冷藏室设置在 4℃，冷冻室设置在−18℃。冰箱可以起到延长食物保质期的作用，但是，冰箱让食物的保质期延长并不能将食物的细菌杀灭，只是通过低温的形式抑制了部分有害菌的繁殖，所以冰箱并非保险箱。有一类耐冷细菌在冰箱冷藏室也能生存繁殖，最常见的就是李斯特菌。李斯特菌在低至 0℃的冷藏温度下也能缓慢生长，一般的冷冻也不足以将它们杀死，2/3 的家庭冰箱里都潜伏有李斯特菌。李斯特菌可以通过胎盘传染胎儿，并可能造成流产、败血病和初生婴儿脑膜炎等严重后果。孕妇如果感染，流产的概率在 30% 左右；新生儿感染的症状多为败血症、脑膜炎，死亡率高达 30% ～ 70%。

即使没有细菌滋生，时间一长，食物中的脂肪会氧化、维生素含量也会降低，质量和口感都会变差。所以，即便放在冷藏室里，绿叶蔬菜也只能保存 3 天左右，其他蔬菜最好一周内吃完，避免营养价值下降。而生的猪、牛、羊肉冷藏（4℃）时间不超过 3 ～ 5 天，禽类和水产品不超过 1 ～ 2 天。

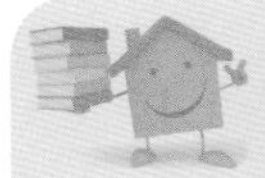

链接场

避免冰箱储存食物的2个误区

- **食品不密封储存：**食物不密封保存非常容易腐败变质。建议食物一定要做到生熟分开，密封保存。所谓生熟分开、密封保存，一方面是为了避免交叉污染，另一方面是为了避免互相串味。熟的食物最好用保鲜盒密封保存，比如家里的剩饭剩菜，可以放在有盖子的保鲜盒里保存。生的食物可以用保鲜袋密封保存，比如，每一种蔬菜套一个保鲜袋保存。家里的坚果拆封后可以用夹子夹住袋口，再在外面套一个密封袋保存，以延长食物的保存期。
- **加热做熟的食物放凉后再放冰箱：**人们担心热的食物放冰箱会损坏冰箱，其实，这是一个误解。加热做熟的食物在温度下降的过程中很容易滋生细菌。因为，当食物温度降到60℃，就开始有细菌生长；当温度降到40～30℃时，是细菌最适合生长繁殖的温度带，如果不及时冷藏保存，食物就很容易腐败变质。所以，要尽快将食物用保鲜膜或者保鲜盒密封保存好放冰箱冷藏室保存。

六、按食品标签要求合理存放食品

不同的食品具有不同的属性，贮存条件因此而不同。大家在购买食品时，不仅要看日期，还应该特别注意贮存条件。离开贮存条件谈保质期往往不可靠。比如，牛奶有常温保存和低温保存的产品，如果把要求低温保存的牛奶放在常温环境中，明明保质期有 7 天，结果第 2 天喝就变味了；一袋大米的保质期明明是 1 年，可买回家才 2 个月就发现发霉了。是这些食品出厂就不合格吗？不一定，反省一下自己有没有遵循产品的贮存条件，如果没有按照厂家标示的贮存条件存放，那责任就不在厂家而在于自己了。

按照国家食品安全标准的要求，预包装食品标签应标示贮存条件。贮存条件可以标示“贮存条件”“贮藏条件”“贮藏方法”等引导词，或不标示引导词。

我们在购买定型包装食品时，查看食品标签会发现贮存条件常见标示形式有以下几种：常温（或冷冻，或冷藏，或避光，或阴凉干燥处）保存；×× ～ ××℃保存；请置于阴凉干燥处；常温保存，开封后需冷藏；温度≤ ××℃，湿度≤ ××%。

在这里，常温指未经人为温度调节的自然温度；阴凉干燥是相对于日晒和不通风、潮湿而言；日晒指直接日晒和贮存环境受日晒影响温差很大的情况。未规定贮藏温度的一般系指常温。

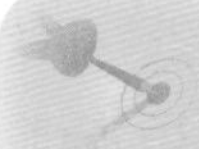

践行园

常见的几种贮存条件

阴凉处：不超过 20℃

凉暗处：避光并不超过 20℃

冷藏：2 ～ 10℃

冷冻：零下 20℃左右

常温：10 ～ 30℃

七、食品解冻方法

家庭中常把食物冷冻保存，食品解冻时也有几方面需要注意。推荐的解冻方法主要是冷藏解冻法。把食品从冰箱冷冻室取出来后放在冷藏室进行解冻。这种解冻方式虽然耗时最长，但是由于解冻温度低，不利于微生物滋生，也能更好地保持食物原有品质。

有些方法虽然经常用，但并不是很合理，比如下面的几种方式。

（一）自然放置解冻法

把冻结了的食品放置在空气中自然解冻就是自然放置解冻法。这种解冻方法由于长时间处于 5 ～ 60℃，所以是不可取的解冻方式。与自然放置解冻法相比，冷水解冻温度不超过 20℃，效果要好一些。因为冷水解冻是通过水来传导能量，在温度相同的情况下，效率要比空气高多了。流水解动比静水解冻更好，但是由于流水解冻会浪费水，所以也不推荐用这个方法。

（二）温水解冻法

采用的解冻温度和微生物的最佳繁殖温度相同，因此这种解冻方式也是不可取的。如果采用温水解冻法，解冻后的食品应立即进行高温烹饪处理，避免有害病菌进一步滋长。

（三）热水解冻法

由于使用的是热水（高于 60℃），虽然解冻时间较短，但是一方面过高的温度会将肉类烫熟，果蔬类变软，另一方面不易于时刻保持水温在 60℃以上，所以效果也不理想。

（四）微波解冻法

微波解冻法的效果和热水解冻法类似，它是利用水分子在交变电场作用下会发生旋转的性质产生摩擦热使食品解冻。它的解冻速度比较快，但是容易出现过热效应。也就是说，用微波炉解冻，可能会发生食品的内部还未解冻，但外表面却已经过热的现象，而过热又会使蛋白质变性或者组织结构发生改变，降低食品品质。

第五节 食物烹饪要合理

导读台

- 为什么食物要经过烹饪才能食用？
- 常见的烹饪方法有哪些？
- 不同种类的食物适合哪种烹饪方式？
- 怎样烹饪才能做到“三减”？

知识窗

一、食物烹饪方式

（一）合理烹饪的优点

经过适当烹调，让食物更加美味，是中国传统膳食的重要特点之一。烹调可以使原料色泽更加美观，如叶菜类加热后会变得碧绿，鱼片会变得洁白，虾会变得鲜红。如果配上各种调料、配料，色彩更好看。还有些原料（如鱿鱼、腰子）经花刀后，通过烹制可成为各种美丽的形状，会给人以美的享受。另有一些食物原料本身有一种不适合人口味的气味，尤其是鱼、羊的腥膻味，通过烹调，调味品在加热中，互相扩散、渗透，会使一些腥膻异味或许多单一味道变为人们所喜欢的美味，从而促进食欲，如烤羊肉、蘑菇鸡。

从营养与食品安全角度来考虑，合理烹饪益处颇多。合理烹饪不仅能减轻人体消化的负担，而且能提高食物的消化率。食物中的某些营养成分经过烹饪处理，可提高其营养效用。例如，淀粉加热糊化以及蛋白质加热变性，均可增加其消化率；玉米经碳酸氢钠烹饪处理后，结合型烟酸转变成游离烟酸，能为人体利用，有效地预防了以玉米为主食可能引发的癞皮病；大豆经过加热处理，破坏其所含胰蛋白酶抑制物等抗营养因子，增进蛋白质利用率。此外，绝大多数食物原料的表面都附带着大量的细菌，如生食这些食物可能会发生食物中毒，因此，加热烹饪是保证食品安全的有效措施。

（二）常见烹调方式

烹饪界对烹调方法有多种分类法，其中之一就是生制法和熟制法。生制法包括：理化反应的拌、醉；微生物发酵的泡、腐、糟；味料渗透的油浸、盐腌、酱拌、醋喷、蜜调和糖渍等。熟制法包括：火烹法、水烹法、汽烹法、油烹法、矿物质烹法、器物烹法、科技新法烹法。以下简单介绍家庭中常见的烹饪方法。

1. 拌　拌菜一般是把生料（如黄瓜、藕）或凉的熟料（如熟肉、鸡肉）加工成丝、条、片、块等形状，再用调味品拌制而成。

2. 煎　煎制的菜肴外香酥、里软嫩。一般是以小火将锅烧热后，用少量油遍布锅底，再放入加工成扁形的原料，用小火先煎一面，将原料翻一个身，继续煎另一面。至两面呈金黄色后，放入调味品，再翻几翻即成。

3. 炸　炸制的食物香、酥、脆、嫩。炸是用旺火多油烹调的

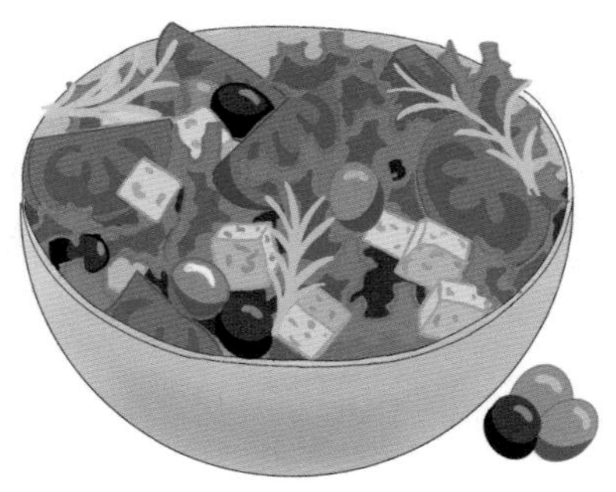

大拌菜

一种方法，一般用油量比原料多数倍。炸的火力要旺，原料入锅后有爆裂声。

4. 炒　炒的特点是脆、嫩、滑。适用于炒的原料一般是经过刀工处理的小型的丁、丝、条、片等。炒用小油锅，油量多少视原料而定。

5. 蒸　它是以蒸汽为传热体的烹调方法。不仅可以用于烹制菜肴，还可以用于原材料初加工和菜肴的保温。

6. 炖　炖的特点是原汁原味，醇浓可口。它有隔水炖和不隔水炖两种。不隔水炖是先将原料在沸水内烫去血污和腥味，然后放入砂锅内，加葱、姜、料酒等配料和水（水比原料稍多），加盖，先用大火煮沸，撇去浮沫，再用文火炖至酥烂。隔水炖是将原料放入一容器内，再置沸水锅内炖熟。

7. 卤　先配制卤汁。把香料装进布口袋，放入水锅中，再放入料酒、酱油、盐、糖等佐料，用温火煮，透出香味即可。然后将原料放进卤汁中，用微火煨至酥烂。卤时一般整体放入食物，卤好后再根据需要切成不同形状。

8. 煨　将加工处理的原料先用开水焯烫，放砂锅中加适量的汤水和调料，用旺火烧开，撇去浮沫后加盖，改用小火长时间加热，直至汤汁黏稠，原料完全松软成菜。

9. 烙　原则上锅内不放油，也不放其他东西，只把要烹的东西放在锅上，用温和的火力将其焙熟叫烙，如北方烙饼。

10. 烤　烤与烙都是不用油（或其他东西），直接烹熟。不同的是，烙用锅、铛等工具，烤则不用锅，而是用火的辐射力，直接把东西烹熟。

11. 熏　以烟为主要加工工艺，利用木屑、茶叶、甘蔗皮、红糖等材料的不完全燃烧而产生的烟熏制，来改变肉制品的风味。

12. 煮　这是一种最普遍的烹法。即把食物放在水里，借着水的热力而烹熟。

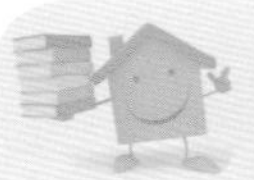

链接场

常用烹调方法对营养素的影响

烹调方法	对营养素的影响	减少营养素损失的措施	备注
煮蒸	对碳水化合物及蛋白质起部分水解作用； 使水溶性维生素（B 族维生素、维生素 C）及矿物质（钙、磷等）溶于水中	连汤一起吃	捞面条可损失 49% 维生素 B_1、57% 维生素 B_2 和 22% 烟酸； 捞米饭损失 67% 维生素 B_1、50% 维生素 B_2 和 76% 的烟酸，同时还可损失部分矿物质； 米、面、蛋类以煮、蒸的烹饪方法最好

（续表）

烹调方法	对营养素的影响	减少营养素损失的措施	备注
炖煨卤	使水溶性维生素和矿物质溶于汤内； 部分维生素遭到破坏	连汤一起吃	红烧、清炖时，肉中维生素损失最多
煎炸炒烙	对所有营养素都有不同程度的破坏； 蛋白质因高温而严重变性； 油脂热聚合物和过氧化脂质含量升高； 产生丙烯醛	上浆挂糊； 急炒； 勾芡； 加醋； 降低油温，控制在 170～200℃； 避免陈油反复使用，不断添加新油	流水冲洗，先洗后切，急火快炒，现吃现做，可以最大限度保留蔬菜中的维生素 C 和矿物质
烧烤	维生素 A、B、C 大部分损失； 脂肪、蛋白质、氨基酸损失，同时存在产生致癌物苯并［a］芘和杂环胺的问题	尽量少用明火，缩短烧烤时间	改善食物风味，使之色鲜、味浓、肉嫩、油而不腻，散发诱人的芳香气味，产生可口的滋味，避免使用烧烤方法烹调食物
熏	破坏维生素，特别是维生素 C； 脂肪、蛋白质、氨基酸损失，同时存在产生致癌物苯并［a］芘和杂环胺的问题	避免烟熏温度过高，控制在 200～400℃	虽然熏制食物能增加风味，为了健康也应做到不吃或少吃

二、各类食物烹饪的要点

（一）粮谷类

粮谷类要注意不要过度淘洗。在烹调前，我们会先将谷物进行淘洗，在淘洗过程中，水溶性的维生素和矿物质有部分会流失。所以建议在淘洗时，不要过度揉搓，用清水冲洗 2 次除去外部的灰尘即可。

此外，还要注意以下几点。

1. 熬粥不要加碱，以免损失维生素 B_1。

2. 对于米饭，蒸比弃汤捞蒸 B 族维生素的保留率更高。

3. 米饭在电饭煲中保温时间不宜过长。

4. 制作面食时，蒸、烤、烙比油炸会保留更多的 B 族维生素。

（二）蔬菜水果

蔬菜水果要注意做到先洗再切。做饺子馅时，不要把蔬菜汁挤出，应该把蔬菜汁和到面中。烧菜时，一定要快火急炒；另外，加少量醋，有益于保存营养成分。胡萝卜含有丰富的 β - 胡萝卜素，β - 胡萝卜素是一种脂溶性物质，将胡萝卜切块和肉一起炖着吃有利于营养成分的消化和吸收。有一些蔬菜水果更适合拌凉菜来吃，如黄瓜。还有些蔬菜要先焯水后再加工，见下文。

1. 硝酸盐含量高的蔬菜　香椿中的硝酸盐含量较多，容易在体内被转化为亚硝酸盐，对健康不利。因此购买香椿时要尽量选择紫红色的嫩芽，不要存放过久，要吃新鲜的香椿芽。吃之前要焯烫 1 分钟，可除去 2/3 以上的亚硝酸盐和硝酸盐。此外，像西芹、莴苣等的亚硝酸盐含量也比较高，而且放置越久，含量越多。因此除了焯水，还要保证新鲜。

2. 草酸含量高的蔬菜　菠菜所含的草酸不少，每 100 克菠菜就含有 700 多毫克的草酸。吃草酸含量较高的食物时往往有股涩味，食用过多时，容易和体内的钙离子结合形成草酸钙，这样不仅会影响钙的吸收，还增加了患结石的概率。但草酸溶于水，因此焯水可以去除菠菜中大部分的草酸。除了菠菜，口感有点涩味的苋菜、茭白、竹笋等，草酸含量也比较高，也建议焯过水再进行下一步烹饪。特别是有结石风险的人群，尽量焯水后食用。

3. 含秋水仙碱的蔬菜　新鲜的黄花菜含有秋水仙碱，经过肠胃吸收后可能形成有毒的二秋水仙碱，食用后会出现腹痛、腹泻等中毒症状。因此最好选择干黄花菜食用，若想吃新鲜黄花菜，吃前将黄花菜的花蕊摘掉，再焯水十几秒，然后放入冷水中浸泡 1 小时以上，则可降低毒性。

（三）鱼禽畜蛋

从营养和食品安全的角度出发，一般建议少用煎炸、熏烤的方法加工动物性食品，推荐用蒸、煮、炖、煨、炒等方式。

红烧或清炖的维生素损失最多，但可使水溶性维生素和矿物质溶于汤内；蒸或煮对糖类和蛋白质起部分水解作用，但也会使水溶性维生素及矿物质溶于水中。炒肉及其他动物性食物营养素损失较少。炸食会严重损失维生素，但若在食品表面裹一层面糊，避免与油接触，则可以减少维生素的损失。

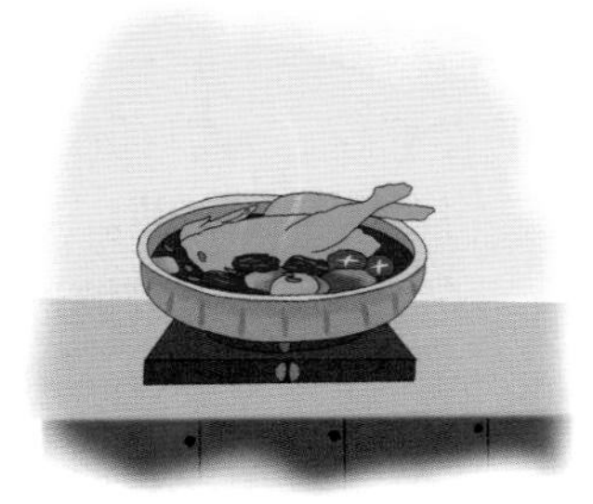

香菇炖鸡

蛋类烹调可采用煮、蒸、炒，除 B 族维生素损失外，其他营养素损失不大。以下是减少营养素损失的烹调措施。

1. 上浆挂糊　原料先用淀粉和鸡蛋上浆挂糊，不但可使原料中的水分和营养素不发生大量溢出，减少损失，而且不会因高温使蛋白质变性、维生素被大量破坏。

2. 急炒　菜要做熟，加热时间要短，烹调时尽量采用旺火急炒的方法。因原料通过明火急炒，能缩短菜肴成熟时间，从而降低营养素的损失率。据统计，猪肉切成丝，用旺火急炒，其维生素 B_1 的损失率只有 13%，而切成块用慢火炖，维生素损失率则达 65%。

3. 勾芡　勾芡能使汤料混为一体，使浸出的一些成分连同菜肴一同摄入。

（四）豆类及其制品

豆类的品种很多，根据豆类营养素种类和数量可将它们分为两大类。一类是以大豆为代表的高蛋白质、高脂肪大豆类。另一种杂豆类则以碳水化合物含量高为特征，如绿豆、赤小豆。

豆子必须要煮熟、煮透。因为生豆中含有皂苷、胰蛋白酶抑制物以及凝血素，这些物质是有毒性的，如果豆类食品没有彻底烧熟，那么这些毒素便不会消除，反而会随着饮食进入体内，发生中毒现象。所以在吃豆子的过程中，一定要注意高温蒸熟豆子，将食物全部烧熟。

肠胃不好的人群慎选豆制品。因为豆子这类食物如果咀嚼不当的话，便会导致豆子没有被嚼碎，那么进入体内之后，肠胃难以消化豆子。所以，肠胃不好的人群可以食用豆制品，如千张、豆腐。

（五）少油、少盐、少糖

减少 5% ～ 10% 的烹调用盐通常不会对菜品口味产生明显影响，且有助于人群逐步适应并养成清淡少盐的饮食习惯。可以选择天然食材和调料增味、提鲜，在增加食物多样性的同时，有助于减少盐的使用。例如，用葱、姜、蒜、辣椒、花椒等增味，用柠檬和醋等酸味物质提升咸味感觉；鸡精、味精、酱油、蚝油、酱料等调料含有较高的钠，用它们提鲜时应适量、合理搭配。

践行园

- 使用限量盐勺、低钠盐、减盐酱油等也可以在一定程度上帮助人群控制盐的摄入；
- 建议肾病患者咨询医生意见，不宜盲目选择低钠盐；
- 少吃榨菜、咸菜和酱制食物；
- 在外就餐首选低盐菜品；
- 不喝菜汤；
- 学会阅读营养成分表，选择低盐食品；
- 警惕“隐形盐”的摄入。

烹调油虽然能改善食物的风味与口感，但建议大家少吃重油菜品，以少油或不加油的菜品为主。饱和脂肪摄入过多不利于健康，建议选择大豆油、菜籽油、花生油、色拉油等植物油烹饪，避免使用动物油。控制烹调油摄入量，建议多用蒸、煮、白灼和凉拌等烹饪方式，少用煎炸的方法。

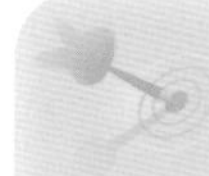

践行园

- ❀ 有刻度的控油壶能帮助人们了解日常烹饪用油的量，建议居民根据在家吃饭的人数和频次来合理规划用油量；
- ❀ 菜汤或汤类菜肴风味浓郁，但需要注意其中可能有较多的浮油，要少吃；
- ❀ 少吃或不吃油炸食品；
- ❀ 不吃肥肉和鸡鸭等禽类食物的皮；
- ❀ 不喝菜汤；
- ❀ 学会阅读营养成分表，选择脂肪含量低的食物。

在家烹饪应有意识地控制用糖，如炒菜、煮粥或豆浆时应少加或不加糖。很多传统菜品含有大量糖，如糖醋排骨、红烧肉、拔丝地瓜、锅包肉，不宜频繁食用。同时，也要注意厨房中的“隐形糖”，如番茄酱、沙拉酱、甜面酱、果酱等含糖酱料。对于家庭中有减糖需求的人，可在烹饪时酌情使用木糖醇、赤藓糖醇等甜味剂代替。

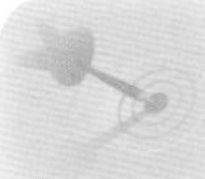

践行园

可以用水果为菜品带来香甜的口味，在烹饪菜品时加入带甜味的水果，从而减少菜品中糖的使用。

第2章

培养合理饮食行为

儿童青少年时期不仅生长发育迅速，也是饮食行为习惯形成和固化的重要时期。这个时期要让儿童青少年养成良好的饮食行为习惯，比如每天吃早餐，且早餐的品种丰富；选择奶及奶制品、水果或坚果作为零食；少喝或不喝饮料，足量饮水；不喝酒等。这些良好的行为习惯将会使儿童青少年受益终身。

第一节　早餐要吃好

导读台

- 不吃早餐对健康有什么危害？
- 如何选择营养充足的早餐？
- 吃好早餐有哪些讲究？

知识窗

一、不吃早餐影响儿童青少年健康

早餐是一天中首次提供能量和营养素的进食活动，早餐提供的能量和营养素在全天能量和营养素摄入中占有重要地位。不吃早餐或早餐营养不足是引起儿童青少年能量和营养素摄入不足的主要原因之一。每天吃营养充足的早餐不仅可以满足机体对能量和营养素的需求，而且还是儿童青少年每日学习和生活的重要保

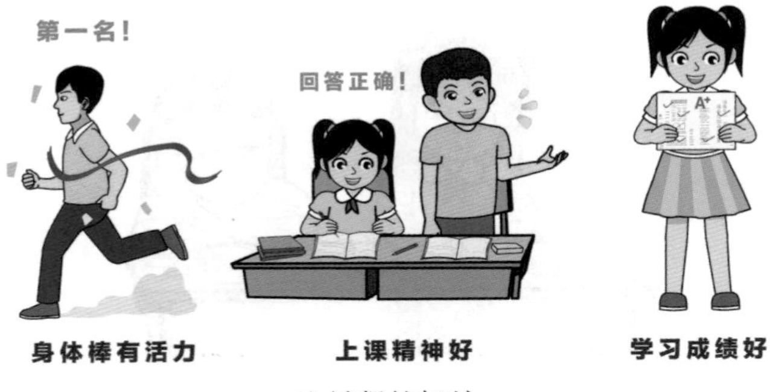

吃早餐的好处

障。按时吃早餐、保持良好的生活习惯，对儿童青少年的健康成长也具有重要意义，是儿童青少年健康成长的必要条件。

不吃早餐或者早餐营养不充足，会对儿童青少年身体健康和学习能力造成很多危害。

长期不吃早餐会引起能量和营养素摄入不足，容易导致儿童青少年营养不良，从而影响他们的生长发育；并且容易引起胃炎、胃溃疡、胆结石、胆囊炎、便秘等疾病的发生。

不吃早餐或者早餐营养不充足很容易饿，有可能导致午餐的过量摄入，造成多余能量在人体内储存，从而增加超重肥胖的风险；还可能与多种慢性代谢性疾病的发生相关。

不吃早餐或者早餐营养不充足还会影响儿童青少年认知功能的正常发挥。许多研究发现，吃早餐有利于儿童青少年学习能力和运动能力的正常发挥，他们在注意力、执行能力、创造力及记忆力等方面的测试成绩都高于不吃早餐者。长期不吃早餐的儿童青少年创造力、数学运算、逻辑推理能力及运动耐力都可能有所下降。有报道称，早餐营养充足的儿童青少年明显比不吃早餐和早餐质量不好的儿童青少年精力充沛，前者思考问题积极，文化课不及格的比例也明显较低。

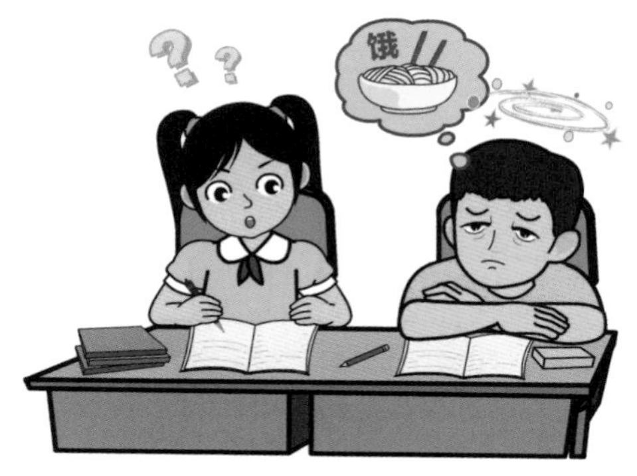

不吃早餐影响学习效率

二、营养充足的早餐

儿童青少年不仅应养成每天吃早餐的习惯，同时要学会搭配营养充足的早餐。营养充足的早餐从食物的总量上应该为儿童青少年提供全天总能量的 25% ～ 30%。一份营养充足的早餐应包含谷薯类、肉蛋类、奶豆类和蔬菜水果类中的至少三类食物，选择早餐的时候可以根据个人喜好和地方饮食特点搭配出营养丰富又可口的早餐。

（一）谷薯类

谷类及薯类食物，如米饭、面条、馒头、花卷、面包、红薯、米线。

（二）肉蛋类

鱼禽肉蛋类食物，如煮鸡蛋、牛肉、鸡肉。

（三）奶豆类

奶及奶制品、大豆类及其制品，如牛奶、酸奶、豆浆、豆腐脑。

（四）蔬菜水果类

新鲜蔬菜水果，如西红柿、黄瓜、苹果、香蕉、梨。

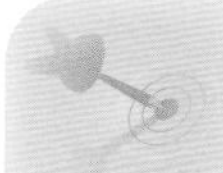

践行园

早餐可以吃芹菜牛肉包子，再搭配 1 个鸡蛋、1 杯豆浆，这样的一份早餐就包含了谷薯类、肉蛋类、奶豆类以及蔬菜水果类4类食物；吃面包夹煎蛋生菜的时候，可以再搭配1杯牛奶、1个香蕉，同样也是一份营养充足美味的早餐。

三、吃好早餐有讲究

（一）早餐的时间应规律

通常情况下，早餐应安排在早上6:30—8:30，用餐时间不宜过长也不宜过短，一般为15～20分钟。即使在周末，早餐也不宜太晚吃。

（二）早餐应定量

早餐不能一次吃太多或者太少，早餐的食物量应占全天食物量的1/4～1/3，也就是说早餐的食物量要与午餐或者晚餐基本相当，或略微低一些。

（三）早餐要少吃不健康食物

少吃高脂肪食物，炸鸡腿、油条、油饼等油炸食物；少吃腌制蔬菜、咸菜、榨菜、酱菜等高盐食物；不要用乳饮料代替牛奶。

（四）保持良好的进餐习惯

早餐不要边走边吃或边跑边吃，不要吃路边不干净的食物，也不要把饼干、巧克力等零食当做早餐。吃饭时要细嚼慢咽，保持心情愉悦。

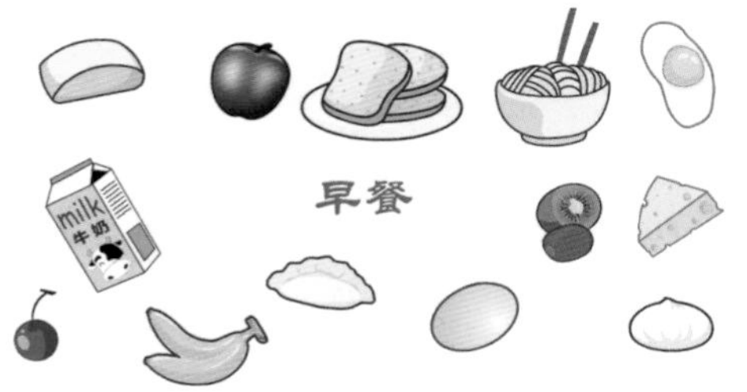

早餐可以选择的食物举例

链接场

中国居民营养与健康状况调查（2010—2012 年）显示，6～17 岁的儿童青少年每天吃早餐的比例为 91.1%，有 6.5% 的 6～11 岁儿童青少年达不到一天吃三餐，而且以不吃早餐为主。就不同年龄而言，6～11 岁儿童青少年每天吃早餐的比例高于 12～17 岁儿童青少年；就不同地区来说，大城市、中小城市、普通农村和贫困农村不吃早餐的比例依次升高；同时，分别有 88.1%、47.8%、49.5% 和 33.1% 的 6～17 岁儿童青少年在调查期间早餐吃谷薯类、肉蛋类、奶豆类和蔬菜水果类。仅有 41.7% 的儿童青少年早餐食物种类达到 3 类及以上。

一项在我国 6 城市开展的调查显示，四、五年级小学生达不到每天吃早餐的比例为 11.5%，而 31.8% 的学生早餐食物种类不足 3 类；我国农村小学生达不到每天吃早餐的比例为 23.2%，早餐食物种类不足 3 类的比例达到 75.3%。

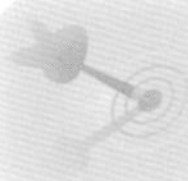

践行园

请你从以下食物中选择合适的食物，搭配一顿营养丰盛的早餐，并说一说你选择的食物包含哪些种类。

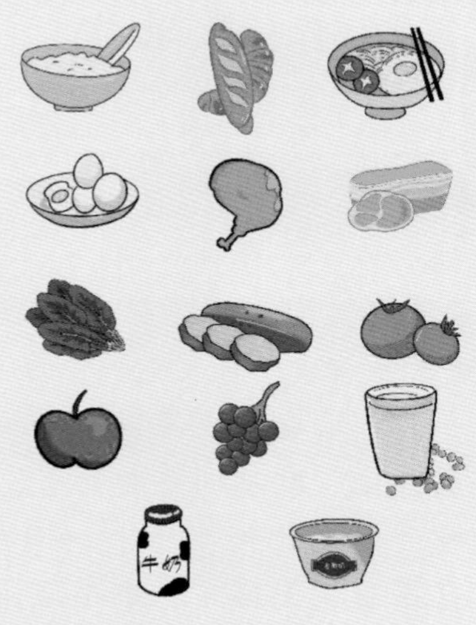

第二节 零食要选对

导读台

- 什么是零食？
- 如何选择健康的食物做零食？
- 如何正确吃零食？

知识窗

一、什么是零食

通常把一日三餐外吃的所有食物称为零食，也包括饮料，但不包括饮用水。所以在一日三餐外的合适时间适当吃一些食物作为补充对健康有益。但是需要注意的是，零食不是独立的一种食物类别，不是必须要吃的，更不能用零食代替正餐。

二、选健康的食物做零食

（一）健康的零食

儿童青少年可以选择新鲜的、营养丰富的食物作为零食，尤其是一些早、中、晚餐等正餐摄入不足的食物，如奶类、水果、坚果。新鲜水果包括苹果、梨、柑橘等，还有可以生吃的蔬菜包括西红柿、黄瓜等，它们含有丰富的维生素和矿物质；奶和大豆及其制品包括牛奶、酸奶、豆浆、豆干等，它们含有丰富的优质蛋白质；而坚果包括花生、瓜子、核桃等，它们含有丰富的不饱和脂肪酸。这些食物都可作为零食的理想选择。

（二）不健康的零食

主要是指营养素含量低，而糖、盐、脂肪含量较高的食物，包括各类糖果、蜜饯、水果罐头、含糖饮料、油炸类食物、膨化食品等。这些食物多为预包装食品，添加的糖、脂肪或盐的含量较高，还含有一定的食品添加剂，长期食用对健康不利，儿童青少年不宜选择这些食物作为零食。

很多中小学生喜欢吃的辣条是一种不健康的食物，此类食物糖、盐、油脂的含量很高，经常吃会对健康造成危害。

健康的零食

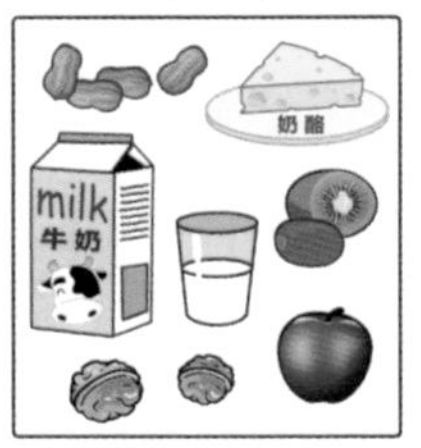

不健康的零食

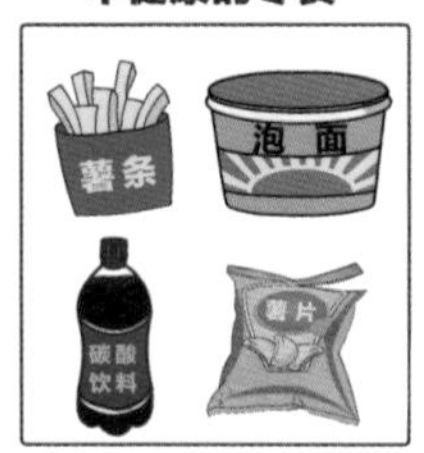

选择健康的食物做零食

三、吃对零食有讲究

中小学生正在长身体，能量的需求比较高，如果三餐能量和营养素不足，可以选择一些营养价值高的零食加以补充，如原味坚果、面包。

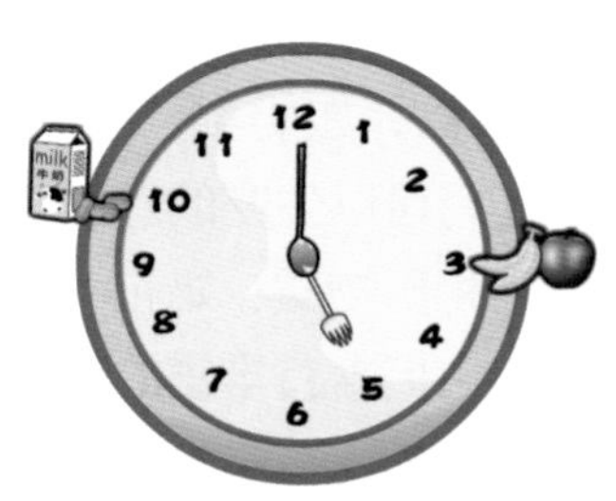

两餐之间可以吃少量零食

吃零食的时间要适宜。一般可以在两餐之间吃少量的零食，且要与正餐间隔 1.5 ～ 2 小时，否则会影响正餐。睡前 1 小时内不应吃零食，因为此时吃东西会增加胃肠的负担，影响睡眠。如果睡前吃了零食，一定要及时刷牙，预防龋齿的发生。

吃零食的量也很重要。不能把零食当正餐，吃的零食量以不影响一日三餐中食物的摄入为准，也不要因为吃零食造成全天能量摄入超标。

不要边看电视边吃零食，或者边玩边吃零食。边看电视边吃零食可能会在不知不觉中摄入过多的零食，导致能量摄入过多，长此以往会增加超重与肥胖的发生风险。边玩边吃零食很容易导致食物误入气管，还可能因手上或物品上带有细菌而存在卫生隐患。

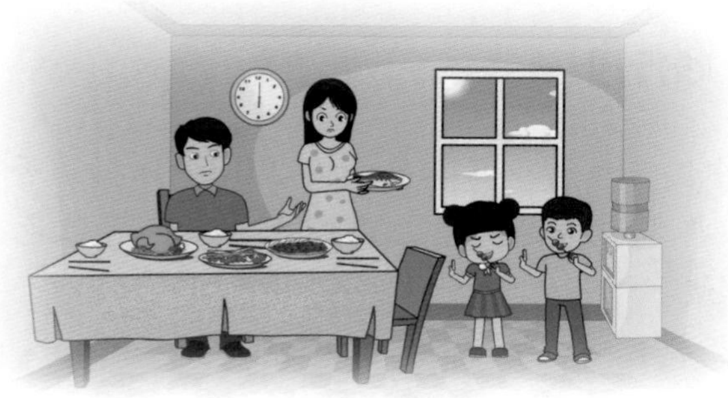

餐前、餐后不应该吃零食

链接场

农村义务教育阶段学生营养改善计划调查结果显示，79.7% 的学生每天吃 1 次以上的零食，排名前三的零食依次为蔬菜水果、饼干面包和方便面。30.9% 的学生每天花 2 块钱及以上买零食，初中生（42.8%）高于小学生（22.0%），吃学校食堂供餐学生（34.7%）高于吃企业供餐学生（24.7%），寄宿生（46.0%）高于走读生（30.6%）。

2018 年，中国疾病预防控制中心营养与健康所和中国营养学会共同发布了《中国儿童青少年零食指南 2018》。该指南共分三册，分别针对 2 ～ 5 岁学龄前儿童、6 ～ 12 岁学龄儿童和 13 ～ 17 岁青少年。该指南的核心内容为：①正餐为主，早餐合理，零食少量；②课间适量加餐，优选水果、奶类和坚果；③少吃高盐、高糖、高脂肪零食；④不喝或少喝含糖饮料；⑤零食新鲜、营养卫生；⑥保持口腔清洁，睡前不吃零食。

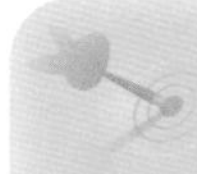

践行园

《中国儿童青少年零食指南2018》依据是否有利于健康，将零食分为三类，以绿色、黄色和红色表示三个推荐级：

✓ 可经常食用：每天都可以适当吃一点。这些食物营养较为丰富，一般属于低脂、低盐、低糖类。该类零食包括：牛奶、酸奶、豆浆、水煮蛋等奶豆和蛋类；煮玉米、全麦面包、红薯、土豆等谷薯类；苹果、梨、柑橘等各类水果，以及西红柿、黄瓜等可生吃的蔬菜；花生、瓜子、核桃等坚果。儿童青少年在选择零食时可首选该类食物。这类零食有益健康，每天只要不过多摄入、不影响正餐就可以。

◎ 适当食用：指每周可以食用2～3次。这些食物营养素含量相对丰富，但是含有一定的脂肪、添加糖或盐等，如奶酪、巧克力、水果干。

× 限制食用：每周食用1次或者更少。这类食物的营养素含量低，而糖、盐、脂肪的含量高，如糖果类、油炸类、薯片、含糖饮料、罐头水果、蜜饯，以及其他添加各种食品添加剂的食物。儿童青少年尽量不选红色的限制食用的食物作为零食，如果要吃的话，每周最多吃1次。

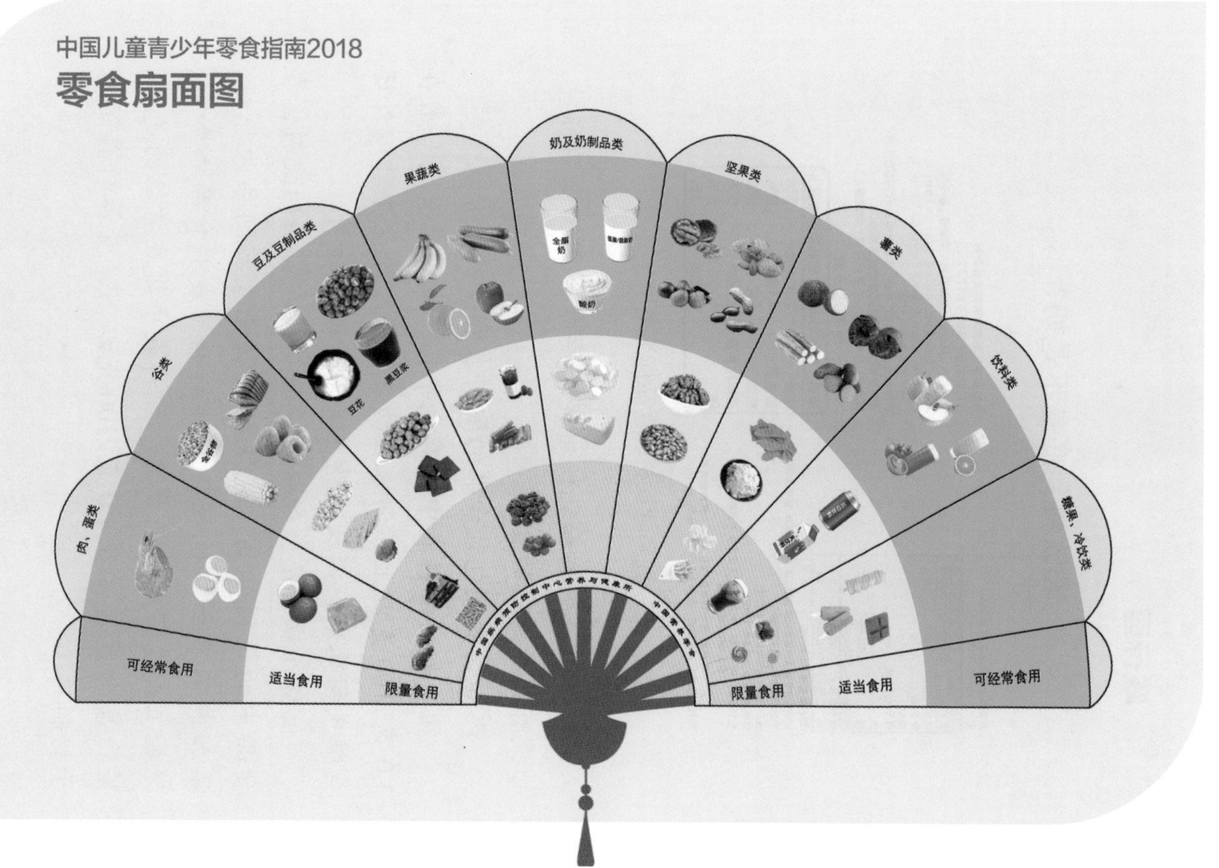
中国儿童青少年零食指南2018
零食扇面图
肉、蛋类
谷类
豆及豆制品类
果蔬类
奶及奶制品类
坚果类
薯类
饮料类
糖果、冷饮类
全脂奶
酸奶
豆花
黑豆浆
中国疾病预防控制中心营养与健康所
中国营养学会
可经常食用
适当食用
限量食用
限量食用
适当食用
可经常食用

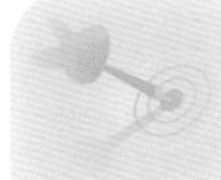

践行园

乳饮料到底是不是奶?

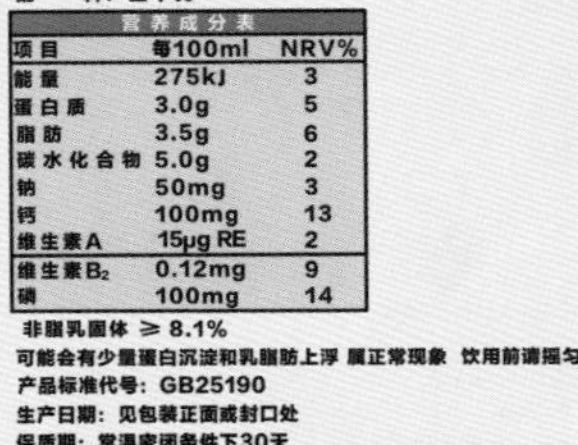

产品种类：全脂灭菌纯牛乳
配　　料：生牛乳

营养成分表		
项目	每100ml	NRV%
能量	275kJ	3
蛋白质	3.0g	5
脂肪	3.5g	6
碳水化合物	5.0g	2
钠	50mg	3
钙	100mg	13
维生素A	15μg RE	2
维生素B_2	0.12mg	9
磷	100mg	14

非脂乳固体 ≥ 8.1%
可能会有少量蛋白沉淀和乳脂肪上浮 属正常现象 饮用前请摇匀
产品标准代号：GB25190
生产日期：见包装正面或封口处
保质期：常温密闭条件下30天
贮存条件：未开启前　无需冷藏 不宜冻冰 不宜暴晒
在无异味环境中存储
开启后 请贮存于2-6C 并于2日内饮用完毕
可直接饮用，如需热饮，建议不要带包装加热

产品类型：活菌型乳酸菌乳饮料
产品标准号：GB/T21732
配料：水、白砂糖、脱脂乳粉、葡糖糖、副干酪乳杆菌（Lactobacillus paracasei）、食用香精 乳酸菌活菌数≥3x10^8CFU/ml
C菌™即副干酪乳杆菌
贮存条件：2℃~6℃冷藏　运输条件：2℃~6℃冷藏
若高于6℃存放，可能导致活菌数减少
保质期：21天　　生产日期：见瓶身

营养成分表

项目	每100毫升	营养素参考值%
能量	280千焦	3%
蛋白质	1.1克	2%
脂肪	0克	0%
碳水化合物	15.4克	5%
钠	100毫克	5%
钙	35毫克	4%

乳和乳饮料的食品标签举例

如何区分牛奶和乳饮料呢？要学会阅读食品标签，寻找有利于健康的食物。

比如查看预包装食品的配料表和食物成分表。

纯牛奶的配料表中只有生牛乳，蛋白质含量一般在3.0克/100克以上。调味乳的配料表中除生牛乳以外还有糖或甜味剂，以及香精或其他食品添加剂。

值得注意的是，配料表中越是排在前面的配料，在食品中的比例越高。乳饮料是以乳或乳制品为原料，添加或不添加其他食品原辅料和（或）食品添加剂，经加工或发酵制成的产品，配料表中排在首位的是水，蛋白质含量通常在1.0克/100克以下，营养价值远低于奶制品。

第三节 含糖饮料不要喝

导读台

- 饮料有什么特点?
- 为什么要少喝含糖饮料?
- 如何做到少喝或不喝含糖饮料?

知识窗

一、饮料的特点

常见的含糖饮料因加入原料和制作工艺的不同，分为以下几类。

1. 果蔬饮料是水中加入一些果汁等，可以补充少量的水溶性维生素、矿物质和膳食纤维，但含糖比较多，还含有各种食品添加剂。

2. 含乳饮料是在水中加了一些牛奶，营养价值远低于鲜奶，不能代替牛奶。

3. 茶饮料是用浸泡茶叶或在水中加入茶粉后，再加入食品添加剂制成的饮料。

4. 碳酸饮料是在水中加入糖、香精、色素，并压入二氧化碳制成的饮料。

二、常喝含糖饮料会危害健康

含糖饮料是指含糖量在5%以上的饮品。我国市场上常见含糖饮料的糖含量在8%～11%，有的甚至高达13%以上，例如某些品种的碳酸饮料、果蔬饮料、乳饮料、茶饮料。即使是低糖饮料，含糖量通常也在5%左右。很多含糖饮料口味香甜，很容易受到儿童青少年的青睐。通常一瓶含糖饮料在500毫升左右，很容易在不知不觉中达到了每天50克添加糖的摄入限量。

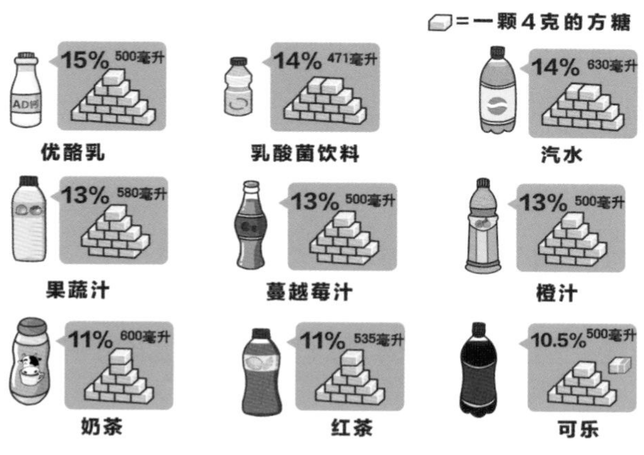

不同饮料的含糖量——原来饮料含有这么多糖

经常饮用含糖饮料，不但容易使口味变“重”，喜甜，而且不易养成良好的膳食习惯。

过多饮用含糖饮料会损害牙釉质，牙齿表面形成类似酸蚀样孔隙，最终引起龋齿。

长期大量饮用含糖饮料，会摄入过多的碳水化合物，使多余的能量在体内转化成脂肪蓄积，增加肥胖的发生风险。

长期大量饮用碳酸饮料还会影响矿物质吸收，影响儿童青少年骨骼健康。要学会仔细研究食品包装上的营养成分表，糖就表明饮料中的含糖量，要尽量选择糖少的饮料或不喝含糖饮料。有些饮料的营养成分表上没有标注糖而仅标注了碳水化合物，碳水化合物含量高的饮料也要少喝。

身材矮小
容易骨折
引发2型糖尿病
容易导致肥胖
碳酸
饮料

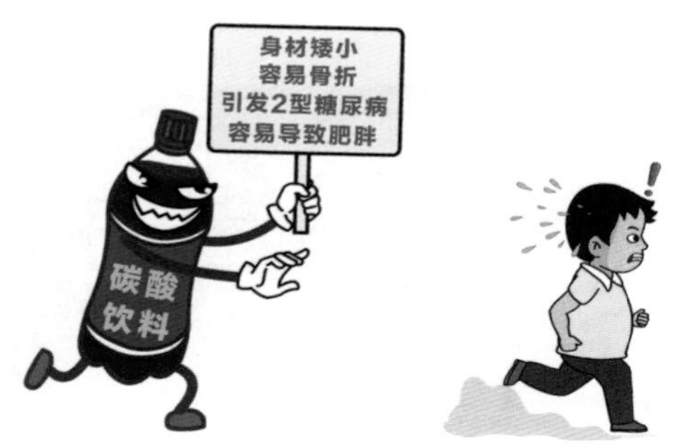

过量摄入碳酸影响儿童青少年健康

三、做到少喝或不喝含糖饮料

每天摄入的添加糖不超过全部能量的 10%，对于全天需要摄入 2000 千卡能量的人来说，大约是 50 克，最好控制在 25 克以下，这样会产生更大的健康益处。对于儿童青少年来说，含糖饮料是添加糖的主要来源，应限制含糖饮料的摄入，如多数的碳酸饮料、果汁饮料、茶饮料，以及限制食用高糖食品。因此，儿童青少年应不喝或少喝含糖饮料，多喝白水。

如果要喝饮料，要尽量选择低糖（低碳水化合物）或无糖的饮料，并且喝完饮料后要注意漱口，保持口腔卫生。

学校应开展多种形式的营养健康教育，减少食堂菜品的用糖量，同时加强对校园内部及周边小卖部的管理，减少含糖饮料的售卖。鼓励家长学习营养知识，尽量不要给儿童青少年买含糖饮料。要使儿童青少年养成喝白开水的习惯。

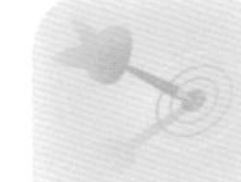

践行园

如果喝饮料，应该怎么选？

配料：水、果葡糖浆、白砂糖
食品添加剂（二氧化碳、焦糖色、磷酸、咖啡因）、食用香精

营养成分表

项目	每100毫升	营养素参考值%	项目	每100毫升	营养素参考值%
能量	180千焦	2%	碳水化合物	10.6克	4%
蛋白质	0克	0%	—糖	10.6克	
脂肪	0克	0%	钠	12毫克	1%

某可乐的营养成分表和配料表

看一看可乐的配料表，一瓶500毫升的可乐含糖53克，相当于约14块方糖，这些糖相当于一天所需碳水化合物的20%左右。也就是说，喝一瓶可乐，几乎相当于一顿晚饭，但是除了能量和水，没有其他营养素。

我们外出时为了追求口感，偶尔喝一瓶饮料也不是不可以。首先，注意一下营养成分表，关注碳水化合物这一项，尽量选择一些低糖的产品。其次，在喝的时候注意，要小口饮用，不要一下子喝光，在几个小时之内慢慢喝完，这样血糖不会一下子升高太多，对胰岛的负担较小。如果一旦购买饮料，要购买小包装的，减少糖的摄入。

链接场

根据联合国粮农组织（Food and Agriculture Organization of the United Nations，FAO）/ 世界卫生组织（World Health Organization，WHO）的定义，“糖”包括单糖、双糖和糖醇。单糖包括葡萄糖、果糖和半乳糖，它们天然存在于水果、蔬菜和蜂蜜中。双糖包括蔗糖、乳糖和麦芽糖等，食用蔗糖主要是从甘蔗或甜菜中提取，乳糖仅存在于奶及奶制品中，麦芽糖存在于小麦、大麦及淀粉的水解物中。糖醇则包括山梨醇、甘露醇和木糖醇等。

添加糖是指在食品生产和制备过程中被人工添加到食品中的糖及糖浆，包括单糖和双糖，不包括食物天然含有的糖（如牛奶中的乳糖及水果中的果糖）。添加糖主要包括葡萄糖、白砂糖、红糖、玉米糖浆等。

第四节 饮水要充足

导读台

- 水有哪些生理功能？
- 饮水不足或失水会出现哪些健康危害？
- 如何科学饮水？

知识窗

水是生命之源，所有的生命形态都离不开水。水在自然界广泛分布，一般无缺乏的风险，但从科学的角度来看，水是人体的必需营养素。

一、水的生理功能

（一）构成人体的组成成分

水是人体的重要组成成分，约占一个健康成年人体重的65%，构成了人体细胞和体液的组成成分。人的年龄越小，水占体重的比例越高。总体含水量还和体成分有关，肌肉组织含水量高于脂肪组织，因此脂肪含量越高，总体含水量越低。

（二）参与新陈代谢

水在生命活动中发挥着重要的作用。水参与人体的新陈代谢，各种营养物质都必须通过水运送到机体各部，水也协助人体排出代谢废物。

（三）调节体温

水有调节体温的作用，高温时可以通过水分蒸发来降低体温。

（四）润滑作用

水还对人体关节、器官和肌肉等起到润滑、缓冲和保护作用。

二、饮水不足不利于健康

我们每天都要摄入大量水来补充身体所需，由于体内水分过多或过少均会对生理功能和健康产生影响，因此适量饮水、保持体内水分动态平衡对人体健康有着至关重要的作用。

（一）失水后的表现

水摄入不足或失水过多，均可引起体内失水。一般情况下，失水量为体重的 1% 时，会感到口渴；达到体重的 2% 时，会出现轻微不适和食欲缺乏，且运动行为会受到不良影响；达到体重的 4% 时，工作能力会下降 20% ～ 30%；当失水达到体重的 10% 时，会出现烦躁情绪、皮肤失去弹性、全身无力、血压下降；当失水量超过体重的 20% 时，会引起死亡。

（二）饮水不足的健康风险

当人体摄入水过少或者丢失的水相对较多，又未能及时补充时，就会出现脱水症状。许多研究表明，轻度脱水与认知、体能、行为表现、尿结石、便秘及肺部感染有关；长期缺水会增加高血压、头痛、卒中、冠心病等慢性病风险。

儿童青少年处于生长发育时期，其渴觉机制尚未发育成熟，饮水不足或过量会直接影响其身体健康和智力发育，还会影响儿童青少年的行为活动表现、认知功能和精神状态，如出现注意力不集中、疲倦、头痛。因此，适量饮水对儿童青少年十分重要。

链接场

人体水的摄取和排出处于动态平衡。水的来源包括：饮水（包括白开水、矿泉水、茶水、饮料等）、食物中的水（如蔬菜水果中含有大量水分、液态奶主要成分也是水）以及体内代谢产生的水（如蛋白质、碳水化合物、脂肪经过氧化代谢会产生水)。其中，饮水大约占水摄入总量的80%以上。人体通过排尿、排汗、皮肤蒸发、呼吸、粪便等排出水分，其中尿液是主要排出形式。

三、适宜饮水量和科学饮水

水的需要量主要受代谢、年龄、身体活动、环境温度、膳食（如盐的摄入量）等因素的影响，不同人群水的需要量不同。一般来说，在温和气候条件下生活的轻体力活动成年人，每天应饮水1500～1700毫升；在高温环境或重体力劳动条件下，应适量增加饮水量。

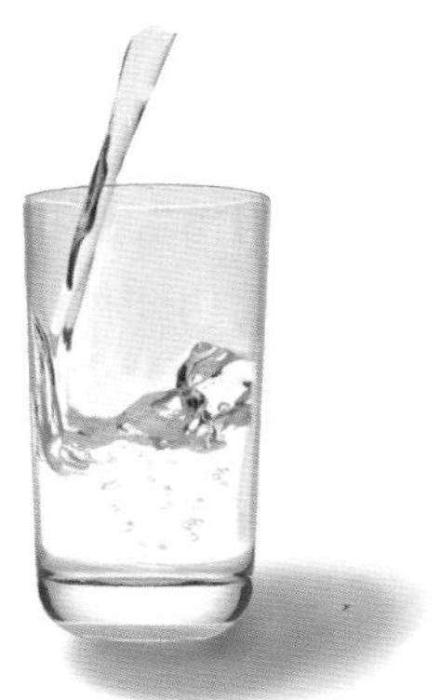

多喝白开水

（一）适宜饮水量

2022年《中国学龄儿童膳食指南》中建议，6岁儿童每天饮水800毫升，7～10岁儿童青少年每天饮水1000毫升，11～13岁男生每天饮水 1300 毫升、女生每天饮水 1100 毫升，14 ～ 17 岁男生每天饮水 1400 毫升、女生每天饮水 1200 毫升。在天气炎热出汗较多时应适量增加饮水量。

（二）科学饮水

饮水应在日常时间均匀分布。儿童青少年饮水应少量多次。可以早晨起床后喝一杯水（约 200 毫升），在校期间每个课间或每 1 小时喝 100 ～ 200 毫升水。需要注意的是，不要在进餐前后大量饮水，以免影响进餐和消化。高温时、运动后应及时补充水分。

不能等到口渴后再喝，因为当我们感到口渴时，身体已经明显缺水了。除了口渴外，我们还可以通过尿液颜色自我判断缺水程度。正常尿液颜色是透明略带黄色，当机体缺水时，尿液颜色将逐渐加深，出现少尿及尿液呈深黄色。

四、首选白开水

（一）喝清洁卫生的水

儿童青少年应饮用安全卫生的水，不清洁的水会引起腹痛腹泻、感染疾病，因此切忌直接喝自来水或井水、河水、湖水等生水。白开水是自来水或天然水源经过煮沸后的饮用水，可有效去除致病菌和有害物质，原水中的矿物质基本没有损失，制取简单、卫生经济，是饮水的首选。白开水也不宜放置过久，以免滋生细菌。市面售卖的正规厂家的包装饮用水，如矿泉水、纯净水，以及经过净化的直饮水等也是安全卫生的饮用水。

（二）少喝或不喝饮料

有的儿童青少年不喜欢喝白开水而喜欢喝饮料，大部分饮料中含有较多的添加糖，大量饮用会造成肥胖、龋齿，而且对骨骼产生不利影响。应少喝或不喝含糖饮料，更不能用饮料代替水。

链接场

根据《中国居民膳食营养素参考摄入量（2013）》推荐，我国各年龄居民的水适宜摄入量如下。

中国居民水适宜摄入量（升/天）

人群	饮水量[a]		总摄入量[b]	
	男性	女性	男性	女性
0岁～	—	—	0.7[c]	0.7[c]
0.5岁～	—	—	0.9	0.9
1岁～	—	—	1.3	1.3
4岁～	0.8	0.8	1.6	1.6
7岁～	1.0	1.0	1.8	1.8
11岁～	1.3	1.1	2.3	2.0
14岁～	1.4	1.2	2.5	2.2
18岁～	1.7	1.5	3.0	2.7
孕妇（早）	—	＋0.2	—	＋0.3
（中）	—	＋0.2	—	＋0.3
（晚）	—	＋0.2	—	＋0.3
乳母	—	＋0.6	—	＋1.1

[a] 温和气候条件下，轻体力活动水平

[b] 总摄入量包括食物中的水量及饮水量

[c] 纯母乳喂养的婴儿不需要额外补充水分

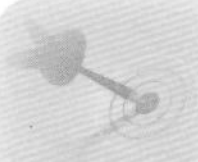

践行园

请以一次性纸杯为标准，计算每天喝的白开水总共有多少毫升？是否达到了推荐量？（注意：一次性纸杯规格不同，请看一下纸杯外包装上标注的容量）

	饮水量（杯）
起床后	
早餐	
上午	
午餐	
下午	
晚餐	
晚饭后	
睡觉前	
	总量（杯）：
	总量（毫升）：

第五节　在外就餐要少

导读台

- 在外就餐有哪些特点？
- 经常在外就餐会有哪些风险？

● 如何合理在外就餐？

在外就餐目前还没有明确的定义，通常指摄入的所有食物由家庭以外的其他场所提供，包括在学校 / 单位食堂、餐馆、摊点等就餐，也包括点外卖。近年来，随着社会的发展、人们生活方式的变化，以及餐饮业的迅速发展，居民在外就餐的现象越发普遍。2015 年，中国成人慢性病与营养监测显示，我国成人居民有 36.1% 曾在过去一周外出就餐，并且其中 66% 过去一周在外就餐次数为 7 次及以上。不仅成人如此，在外就餐的儿童青少年人数也有明显增加。数据显示，2010—2012 年，我国儿童青少年过去 1 周曾在外就餐的比例超过 50%，其中一部分为在学校就餐。

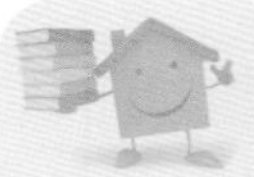

链接场

2010—2012 年，中国居民营养与健康状况监测显示，我国 6～17 岁儿童青少年在调查的过去一周在外就餐的比例为 61.7%，年龄越大在外就餐的比例越高，15～17 岁儿童青少年过去一周在外就餐的比例达到 73.9%。城市儿童青少年在外就餐的比例高于农村儿童青少年。6～17 岁儿童青少年早餐、午餐和晚餐在餐馆就餐的比例分别为 13.2%、11.7%、11.2%，早、午、晚餐在学校就餐的比例分别为 32.1%、44.9%、26.6%。

一、在外就餐的特点

相比在家准备、烹制食物，在外就餐更快捷、方便，食物选择性更大。但在外就餐的食物烹饪方式不同于家庭食物，可能比家庭烹调方式更复杂。而且，为了使食物味道更加美味可口，大多数餐馆在烹调的过程中会使用更多的油、盐、糖和调料。此外，在外就餐的菜品种类通常荤菜更多，素菜相对较少。

二、经常在外就餐有风险

（一）增加能量摄入

在外就餐通常食物分量大，容易吃得过多，而且比家庭制备的食物能量密度更高，因此在外就餐通常要比在家就餐（全部食物来自家庭）摄入更多的能量。有研究发现，在欧美国家，如果某人某天午餐或晚餐在外就餐 1 次，那么这一天的总能量会增加 157 千卡或 137 千卡。

（二）增加脂肪摄入

大多数餐馆会在食物烹调过程中加入更多的油、盐、调料和糖，因此在外就餐很可能会摄入更多的脂肪、添加糖和钠。美国一项研究显示，在餐馆就餐时，儿童青少年膳食的脂肪供能比（即来自脂肪的能量比例）更高；而且由于脂肪供能比随着在外就餐的频率增加而升高，在外就餐食物中碳水化合物的供能比（即来自碳水化合物的能量比例）反而可能下降。

（三）膳食可能不均衡

还有研究发现，在外就餐时很容易出现肉类摄入过量、蔬菜水果和奶类摄入量少、膳食不均衡的问题。对于儿童青少年群体来说，在外就餐还会增加他们的饮料摄入。研究发现，有越来越多的儿童青少年会在餐饮店或学校就餐时喝含糖饮料。还有研究显示，在外就餐人群的维生素 A、维生素 C、钙、铁等微量营养素摄入量降低，膳食的整体营养质量下降。

（四）健康风险

大量研究表明，在外就餐者会摄入更多的能量、脂肪和钠，这些会造成超重、肥胖、高血压、高血脂等健康风险增加。饮料通常含有较多的添加糖，经常喝会增加超重、肥胖、龋齿、糖尿病的发生风险。此外，快餐食物和其他在外消费食物中许多是油炸食品，是反式脂肪酸的重要来源，因此也可以增加心血管疾病的发生风险。此外，在摊点等场所购买食物还存在食品安全的风险。

链接场

快餐是指预先做好的经简单烹饪或加热调制可以快速向顾客提供使用的饭食，可分为西式快餐和中式快餐。西式快餐是指以西方国家食物品种和烹调方式为主制作的快餐，如汉堡、比萨、三明治、炸鸡、炸薯条，而中式快餐以中国人的食物种类和饮食习惯为主，包括面点（如包子、饺子）、面条（如牛肉面、炒面）、米饭类（如盖浇饭、炒饭）等。西式快餐和中式快餐的营养特点有所不同。有调查显示，中式快餐的能量、碳水化合物、脂肪偏高，蛋白质含量偏低，微量营养素含量与推荐摄入量基本一致；西式快餐的脂肪偏高、碳水化合物偏低、微量营养素含量低于推荐摄入量。

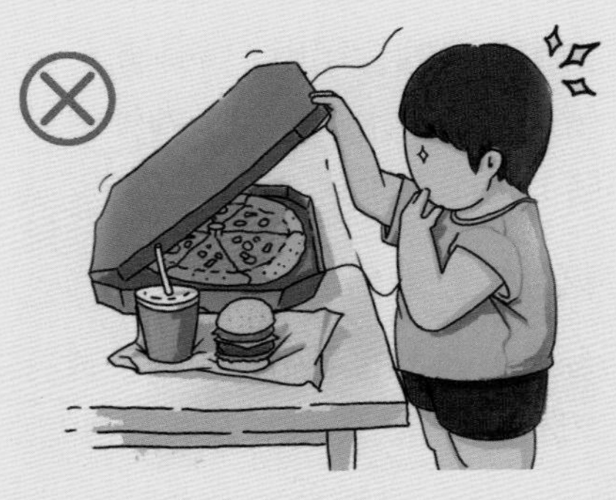

少吃西式快餐

三、在外就餐要注重营养均衡

尽管在外就餐有一些健康隐患，但因其方便性和餐饮行业快速发展，已成为生活中重要的就餐方式。在外就餐时，我们需要提高健康意识，保证膳食的营养、均衡。

（一）选择干净卫生的就餐场所

在选择在外就餐场所时，首先要选择干净卫生、证照齐全的就餐场所。可以参考餐饮场所的卫生信誉度，A 级为卫生状况优秀，B 级为卫生状况良好，C 级为卫生状况一般。

（二）选择均衡营养的食物

在食物和菜品的选择上要注意营养均衡，做到种类多样、粗细搭配、荤素搭配。主食可以尽量选择粗粮和全谷物，如玉米、糙米、小米、荞麦、莜面；肉类食物首选鱼虾类，其次为禽类和瘦肉；要搭配蔬菜和水果，特别是深色蔬菜。西式快餐（如汉堡、薯条）通常所含能量、脂肪和钠更高，所以要减少这类不健康食物的食用次数，如果某一餐吃了这类食物，应适当减少其他餐次的动物性食物和主食的食用量，多吃新鲜蔬菜水果。在外就餐时，饮品要尽量选择白开水，少喝含糖饮料，也可以选择纯牛奶、豆浆（不加糖）等作为饮品。

（三）选择健康烹调的菜品

应选择烹调方式更健康的菜品，如蒸、煮、白灼、急火快炒等烹调的菜品；少选择油炸、腌制等方式制备的菜品，以及香肠、腊肉等加工食物。可能的情况下，点菜时可以向餐馆提出少放盐、少放油、不放糖等要求。

（四）按需选餐、控制分量

在外就餐时要按需点餐、按需取餐，避免造成浪费。可以选择小分量或半份的菜品，控制能量摄入。

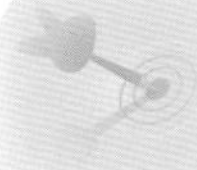

践行园

请你连续3天记录各餐的就餐场所（在家还是在外）、所吃的食物种类及分量。根据个人判断记录分量多少，用△、△△、△△△代表少、中、多；如果没吃这类食物填“—”。按照正常情况真实记录各类食物摄入，不必不记或少记某些食物。然后，按照你学过的营养知识，比较在家就餐和在外就餐的膳食结构，思考如何提高就餐营养价值。

		在家就餐（食物分量：△、△△、△△△）							在外就餐（食物分量：△、△△、△△△）						
		谷薯类	蔬菜	水果	畜禽鱼肉	蛋类	奶类	大豆类	谷薯类	蔬菜	水果	畜禽鱼肉	蛋类	奶类	大豆类
第一天	早餐														
	午餐														
	晚餐														
第二天	早餐														
	午餐														
	晚餐														
第三天	早餐														
	午餐														
	晚餐														

第六节 不要饮酒

导读台

- 儿童青少年饮酒有哪些危害?
- 儿童青少年应如何拒绝饮酒?

知识窗

酒精是乙醇的常用名称。我国是最早酿酒的国家，有几千年的饮酒文化，酒在欢宴庆典、款待宾朋和传统活动中随处可见。有些家长认为饮酒是孩子将来进入社会的必要技能，让孩子从小尝试饮酒。研究发现，有相当一部分的儿童青少年的“第一口酒”是家长给的。这些酒文化风俗对儿童青少年的饮酒行为产生了潜移默化的影响，并带来了短期和长期健康危害。

一、儿童饮酒危害多

（一）酒精可以增加患慢性病的风险

酒精是导致许多疾病发生的重要病因和危险因素。研究发现，已有超过 200 种疾病与健康问题都与饮酒有关。酒精对肝有直接的毒性作用，长期过量饮酒可导致急慢性酒精中毒、酒精性脂肪肝，严重时还会造成酒精性肝硬化。过量饮酒还会增加患高血压、中风、乳腺癌、消化道癌症及骨质疏松的风险，以及导致酒精依赖、酒精成瘾等健康问题。

链接场

酒的度数是指酒里含酒精（乙醇）的体积百分比，单位为 %vol，例如 40 %vol 的烈性酒，指 100 毫升的酒中，含有 40 毫升的纯酒精。人们通常用酒的度数来衡量酒的烈性程度。按酒精度可分为低度酒、中度酒、高度酒。低度酒：酒精含量＜ 20 %vol，如啤酒、黄酒、葡萄酒、米酒。中度酒：酒精含量为 20 ～ 40 %vol，如 38 度的白酒、马提尼。高度酒：酒精含量＞ 40 %vol，如高度白酒、白兰地。

（二）饮酒对儿童青少年身体造成损害

儿童青少年尽管饮酒频率不高，但饮酒时更倾向于发生一次性大量饮酒的情况，造成头晕、头疼、呕吐，严重者可发生酒精中毒性昏迷，甚至死亡。

儿童青少年大脑尚在发育成熟阶段，饮酒会损伤大脑结构和功能，降低记忆力、注意力、反应力等认知能力，从而影响学习成绩和课业表现。开始饮酒的年龄越小、饮酒时间越长，大脑受到的影响也越大。这些影响甚至可以延续至成人以后。

（三）饮酒增加儿童青少年的危险行为

未成年人饮酒的一个突出危害是增加其危险行为的风险。未成年人心智尚未成熟，酒精可以损害其判断能力，儿童青少年大量饮酒后更容易做出危险行为，如破坏公物、打架、暴力、交通事故等。

（四）儿童青少年饮酒会影响成年后的饮酒习惯

特别需要指出的是，儿童青少年饮酒会增加成人后发生危险性饮酒的风险。研究发现，过早开始饮酒的人，将来出现酒精依赖、酒精滥用的可能性会增加，同时相关的慢性病的发生风险也会增加。

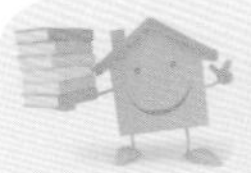

链接场

根据世界卫生组织2018年报告，有害饮酒是全世界范围内造成疾病、残疾和死亡的五大危险因素之一。全球每年由饮酒造成的死亡人数超过300万；有害饮酒可能引起超过200种疾病和损伤，包括肝硬化、酒精依赖、癌症、损伤、心血管疾病、糖尿病、胎儿酒精综合征等；20～39岁成人的全部死亡原因中，有13.5%与酒精有关。

研究显示，未成年饮酒者越来越多，并且有越来越年轻的趋势。2014年，在一项六大城市开展的调查中发现，已有超过半数的中学生曾经喝过酒，男生的饮酒频率明显高于女生，中学生曾经喝醉过的比例高达15%，有20%左右的学生在12～13岁初次饮酒。

二、儿童青少年应学会拒绝饮酒

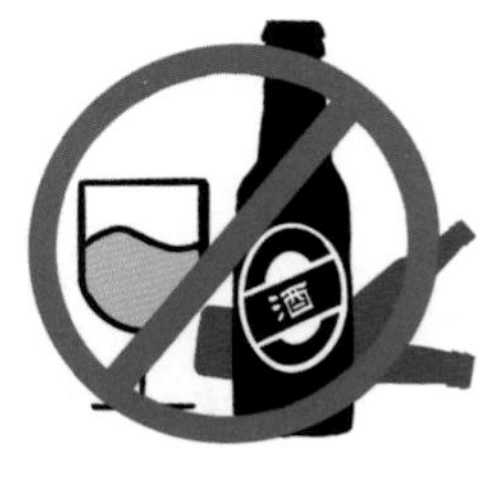

儿童青少年禁止饮酒

《中国居民膳食指南（2022）》与《中国学龄儿童膳食指南（2022）》中明确提出，未成年人不能饮酒，包括酒精饮料。

（一）儿童青少年饮酒受家庭、同伴影响

儿童青少年处于生理、社会和认知的迅速转变时期，除了自身对饮酒的看法外，很大程度上受到家庭和环境的影响。研究表示，父母饮酒频率越高，同伴好友中饮酒者比例越高，儿童青少年饮酒的可能性也越大。

（二）儿童青少年应学会拒绝饮酒

儿童青少年应学习酒精相关知识，了解饮酒对自身身体、心理和行为的危害，树立不饮酒的决心。在节庆或聚会的时候，不仅自己不点酒、不饮酒，面对家长、亲戚、朋友的劝酒，也要学会应对技能，拒绝饮酒。可以直接表明未成年人不能饮酒的态度，也可以尝试较委婉的拒绝方式，例如“父母不让我出来玩时喝酒”，还可以提出用喝果汁、喝茶水等代替饮酒的建议。需要注意的是，市面上有一些果汁口味的酒精饮料，虽然酒精浓度低，但仍然是酒，未成年人同样不能饮用。

（三）利用法律远离酒精

2020年修订的《中华人民共和国未成年人保护法》中规定，未成年人的父母或其他监护人不得放任、唆使未成年人饮酒；学校周边不得设置酒销售网点、不得设置酒吧，禁止向未成年人销售酒；任何人不得在学校等其他未成年人集中活动的

公共场所饮酒。儿童青少年也应利用法律武器保护自己，远离酒精。

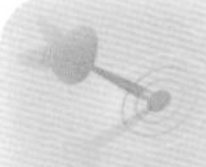

践行园

请家长给孩子讲述酒精对健康（特别是未成年人）会造成哪些危害，和孩子一起做一个饮酒有害健康的小报。

第3章

儿童青少年常见营养健康问题

均衡的膳食可以促进儿童青少年健康成长，但是如果饮食不均衡，儿童青少年很可能出现营养相关的疾病，如贫血、超重及肥胖、骨骼不健康。适当调整不合理的饮食结构可改善这些营养健康问题。

第一节 贫血

导读台

- 什么是贫血?
- 贫血会影响健康吗?
- 儿童青少年贫血怎么办?

知识窗

一、脸色苍白是贫血吗?

有些孩子看起来面色比较苍白，嘴唇的颜色比较淡。与家长聊天时，家长会说，孩子好像身体比较弱，经常一不小心就咳嗽感冒或者拉肚子。如果有这种情况，建议家长带孩子去医院检查全血血红蛋白，判断是否贫血。

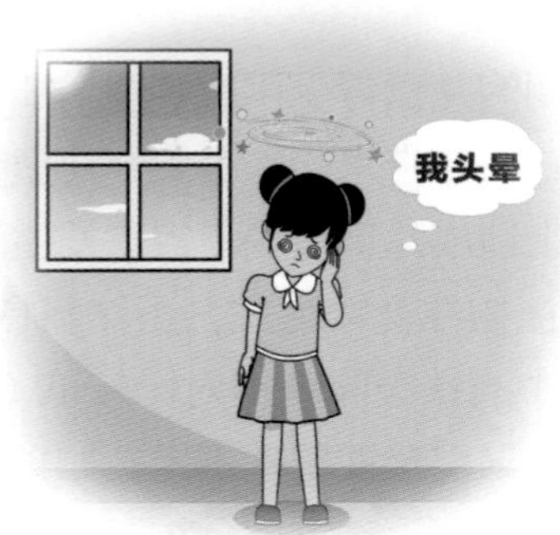

贫血影响儿童青少年健康

贫血是我国儿童青少年常见的营养相关疾病，其中，缺铁性贫血是最常见的类型。如果家长担心孩子存在贫血，可以去医院化验全血血红蛋白，这是最常用且简单易行的检测和判定贫血的指标。此外，血清铁蛋白、转铁蛋白受体水平等生化指标也都是用来了解缺铁性贫血的敏感指标。

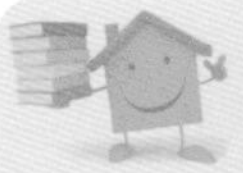

链接场

近些年来，随着我国居民生活水平的提高，儿童青少年贫血患病率明显下降。2017 年中国居民营养与健康状况监测中，中国 6 ～ 17 岁儿童青少年贫血患病率为 6.6%，明显低于 2002 年。但我国中西部农村地区的儿童青少年及青春期女生的贫血情况仍不容忽视，有些地区青春期女生的贫血率甚至达到 15% 以上。

二、儿童青少年贫血的原因及危害

处于生长突增期的儿童青少年血容量增加，以及青春期女生会有定期以月经形式失血带来的铁丢失，儿童青少年对铁的需要量明显增加，客观上造成儿童青少年容易发生缺铁性贫血。我国的传统膳食模式以植物性食物为主，虽然膳食铁的摄入量不低，但由于植物性食物中的铁吸收率相对比较低（低于 10%），铁的实际利用率较低，容易引起铁摄入不足。如果儿童青少年膳食结构不合理，例如鱼禽肉蛋等动物性食物摄入不足，或者偏食、挑食造成的饮食不均衡，这些因素叠加也会造成儿童青少年发生缺铁性贫血。此外，如果不注重食品安全和个人卫生，出现肠道寄生虫感染、长期腹泻等也会增加病理性的失血，引起缺铁性贫血。而膳食中部分维生素摄入不足，如叶酸、维生素 B_{12}，可能导致巨幼红细胞贫血。

儿童青少年如果出现缺铁性贫血，会出现心慌、气短、头晕、眼花、精力不集中等症状；抗寒冷能力下降，经常觉得比较冷；抗感染能力也会降低，容易发生呼吸道或消化道相关疾病。长期贫血还会阻碍他们的生长发育，贫血症状越明显，对体格发育的阻碍作用越大，尤其在生长突增期。贫血也会降低儿童青少年的学习能力和运动能力，引起心理活动和智力发育的损害及行为改变。虽然后期补充铁可以部分改善贫血，但儿童青少年智力损害带来的长期不良影响却无法完全恢复。

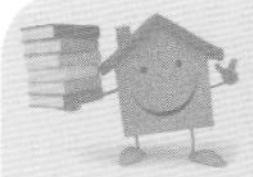

链接场

铁是人体血红蛋白的主要成分，参与体内氧的运送和组织呼吸过程，维持正常的造血功能，并参与人体免疫。

三、儿童青少年贫血怎么办？

给儿童青少年提供营养均衡的食物是预防缺铁性贫血最基本的措施。预防贫血，不仅要多吃含铁丰富的食物，如动物血、肝、瘦肉；还要多吃富含维生素 C 的新鲜蔬菜和水果，因为维生素 C 可以促进人体对铁的吸收和利用。虽然菠菜等

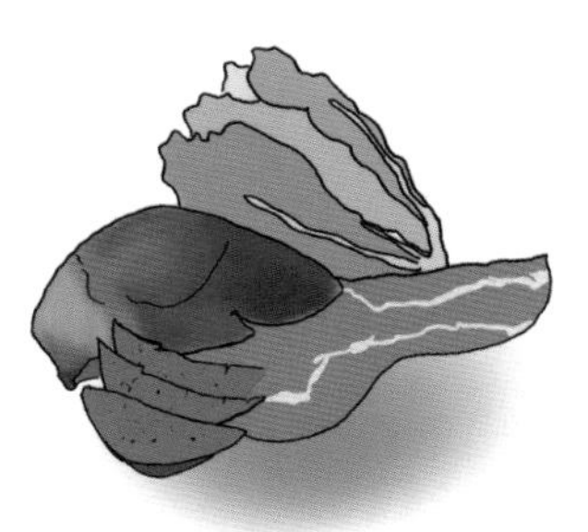
含铁丰富的食物

绿色蔬菜含铁量也较高，但铁吸收率远低于动物性食物，尤其是猪、牛、羊等畜类肉，所以补铁还是需要适当多吃瘦肉。

对于诊断为缺铁性贫血的儿童青少年，应当在医生或营养专业工作者的指导下，及时服用补铁剂，并定期监测血红蛋白。同时，仔细查找贫血病因，如果发生胃十二指肠溃疡、直肠息肉、月经失调或各种肠道寄生虫感染（尤其是钩虫病）等，应开展有针对性的治疗。

市场上经常可以见到各种各样的食品铁强化食品，如铁强化酱油、铁强化面包、铁强化食盐，这些也是改善铁营养状况、预防缺铁性贫血经济实惠的食物。此外，WHO 建议，在贫血发病率达到 20% 及以上的区域，推荐儿童青少年通过间断性补铁和叶酸来降低贫血风险。

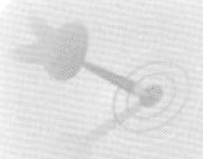

践行园

以下是一些有助于改善贫血的菜品，请家长和儿童青少年试着做一做。

熘肝尖：食材包括鲜猪肝、冬笋片、红色柿子椒

鱼香肉丝：食材包括猪里脊、胡萝卜、绿色柿子椒、水发木耳

第二节 营养不足

导读台

- 什么是营养不足？
- 营养不足会对儿童青少年的健康有哪些影响？
- 儿童青少年营养不足怎么办？

知识窗

一、又瘦又小是营养不足吗？

有些家长总感觉自家孩子个子不够高，看起来不够壮，总担心孩子是不是营养不足。其实，想了解孩子是不是营养不足，要先测定孩子的身高和体重。

我国判定儿童青少年营养不足有专业标准，这就是 2014 年原国家卫生和计划生育委员会发布的卫生行业标准《学龄儿童青少年营养不良筛查》（WS/T 456—2014），适用于我国不同地区或民族的所有 6 ～ 18 岁儿童青少年。

儿童青少年的营养不足包括生长迟缓和消瘦。如果儿童青少年身高小于或等于同性别、同年龄身高界值点，就是生长迟缓，这是儿童青少年长期营养不足的表现。

然后用儿童青少年的体重（以千克为单位）除以身高（以米为单位）的平方，计算体重指数（BMI）。如果儿童青少年 BMI 小于或等于同性别、同年龄 BMI 界值点，就说明儿童青少年存在消瘦。

链接场

6 岁～ 18 岁儿童青少年分性别年龄身高筛查生长迟缓判定标准

单位：厘米

年龄（岁）	男生	女生
6.0 ～	≤ 106.3	≤ 105.7
6.5 ～	≤ 109.5	≤ 108.0
7.0 ～	≤ 111.3	≤ 110.2
7.5 ～	≤ 112.8	≤ 111.8
8.0 ～	≤ 115.4	≤ 114.5
8.5 ～	≤ 117.6	≤ 116.8
9.0 ～	≤ 120.6	≤ 119.5
9.5 ～	≤ 123.0	≤ 121.7
10.0 ～	≤ 125.2	≤ 123.9
10.5 ～	≤ 127.0	≤ 125.7
11.0 ～	≤ 129.1	≤ 128.6
11.5 ～	≤ 130.8	≤ 131.0
12.0 ～	≤ 133.1	≤ 133.6
12.5 ～	≤ 134.9	≤ 135.7
13.0 ～	≤ 136.9	≤ 138.8
13.5 ～	≤ 138.6	≤ 141.4
14.0 ～	≤ 141.8	≤ 142.9
14.5 ～	≤ 144.7	≤ 144.1
15.0 ～	≤ 149.6	≤ 145.4
15.5 ～	≤ 153.6	≤ 146.5
16.0 ～	≤ 155.1	≤ 146.8
16.5 ～	≤ 156.4	≤ 147.0
17.0 ～	≤ 156.8	≤ 147.3
17.5 ～ 18.0	≤ 157.1	≤ 147.5

6 岁～ 18 岁儿童青少年分性别年龄 BMI 筛查消瘦判定标准

单位：千克 / 米 ^{2}

年龄（岁）	男生		女生	
	中重度消瘦	轻度消瘦	中重度消瘦	轻度消瘦
6.0 ～	≤ 13.2	13.3 ～ 13.4	≤ 12.8	12.9 ～ 13.1
6.5 ～	≤ 13.4	13.5 ～ 13.8	≤ 12.9	13.0 ～ 13.3
7.0 ～	≤ 13.5	13.6 ～ 13.9	≤ 13.0	13.1 ～ 13.4
7.5 ～	≤ 13.5	13.6 ～ 13.9	≤ 13.0	13.1 ～ 13.5
8.0 ～	≤ 13.6	13.7 ～ 14.0	≤ 13.1	13.2 ～ 13.6
8.5 ～	≤ 13.6	13.7 ～ 14.0	≤ 13.1	13.2 ～ 13.7
9.0 ～	≤ 13.7	13.8 ～ 14.1	≤ 13.2	13.3 ～ 13.8
9.5 ～	≤ 13.8	13.9 ～ 14.2	≤ 13.2	13.3 ～ 13.9
10.0 ～	≤ 13.9	14.0 ～ 14.4	≤ 13.3	13.4 ～ 14.0
10.5 ～	≤ 14.0	14.1 ～ 14.6	≤ 13.4	13.5 ～ 14.1
11.0 ～	≤ 14.2	14.3 ～ 14.9	≤ 13.7	13.9 ～ 14.3
11.5 ～	≤ 14.3	14.4 ～ 15.1	≤ 13.9	14.0 ～ 14.5
12.0 ～	≤ 14.4	14.5 ～ 15.4	≤ 14.1	14.2 ～ 14.7
12.5 ～	≤ 14.5	14.6 ～ 15.6	≤ 14.3	14.4 ～ 14.9
13.0 ～	≤ 14.8	14.9 ～ 15.9	≤ 14.6	14.7 ～ 15.3
13.5 ～	≤ 15.0	15.1 ～ 16.1	≤ 14.9	15.0 ～ 15.6
14.0 ～	≤ 15.3	15.4 ～ 16.4	≤ 15.3	15.4 ～ 16.0
14.5 ～	≤ 15.5	15.6 ～ 16.7	≤ 15.7	15.8 ～ 16.3
15.0 ～	≤ 15.8	15.9 ～ 16.9	≤ 16.0	16.1 ～ 16.6
15.5 ～	≤ 16.0	16.1 ～ 17.0	≤ 16.2	16.3 ～ 16.8
16.0 ～	≤ 16.2	16.3 ～ 17.3	≤ 16.4	16.5 ～ 17.0
16.5 ～	≤ 16.4	16.5 ～ 17.5	≤ 16.5	16.6 ～ 17.1
17.0 ～	≤ 16.6	16.7 ～ 17.7	≤ 16.6	16.7 ～ 17.2
17.5 ～ 18.0	≤ 16.8	16.9 ～ 17.9	≤ 16.7	16.8 ～ 17.3

值得注意的是，了解儿童青少年的营养状况时，要先看看其是否生长迟缓，如果确定生长迟缓，就不再计算 BMI。对于不是生长迟缓的儿童青少年，再计算 BMI，了解其是否消瘦或超重肥胖等。

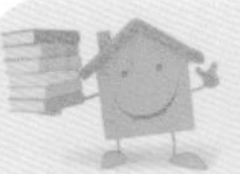

链接场

BMI 计算公式：

$$BMI = \frac{\text{体重（千克）}}{\text{身高（米）} \times \text{身高（米）}}$$

WHO 最新报告显示，2017 年全球仍存在一定比例的儿童青少年生长迟缓和消瘦。2010—2013 年中国居民营养与健康状况监测中，6 ～ 17 岁儿童青少年的生长迟缓率为 3.2%，其中男生为 3.6%，女生为 2.8%，农村（4.7%）高于城市（1.5%）；消瘦率为 9.0%，其中男生、女生分别为 10.4% 和 7.3%，也是农村（10.0%）高于城市（7.8%）。无论城市还是农村，儿童青少年生长迟缓和消瘦率均比 2002 年有明显下降，农村儿童青少年的降幅高于城市，但贫困农村儿童青少年的生长迟缓和消瘦率仍然相对较高。

二、营养不足的原因及危害

由于地区经济水平较低或食物资源有限，影响家庭和社会对儿童青少年的食物供给，造成区域性的生长迟缓和消瘦高发。

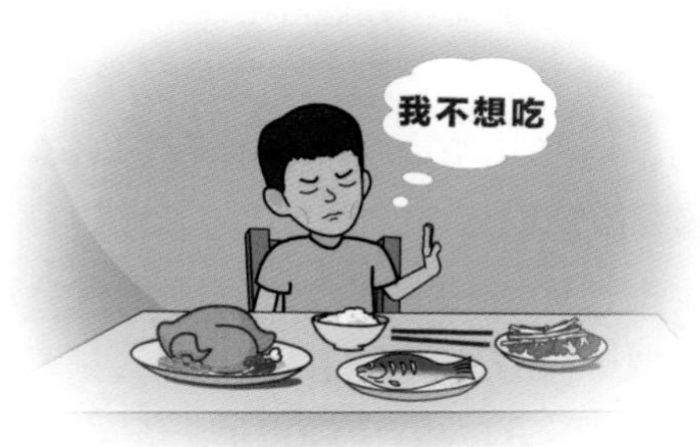

营养不足影响儿童青少年健康

由于缺乏食物与营养的相关知识，没有充分利用当地食物资源，儿童青少年的膳食摄入不足，引起营养不良。另外，儿童青少年普遍存在偏食、挑食等不良饮食习惯，部分青春期女生为了追求“苗条”的体形而盲目节食，导致生长迟缓和消瘦。

儿童青少年发生感染性疾病（如肺炎、扁桃体炎）、消化道疾病（如痢疾、肠道寄生虫感染），由于营养需求或消耗增加，或由于营养消化、吸收不良，均会引起生长迟缓和消瘦。

儿童青少年的家庭对其生长发育有重要的影响。研究提示，家庭社会经济状况较差或母亲的文化程度低会制约儿童对食物的选择，而家庭不和睦会增加儿童青少年的不幸福感，容易出现生长迟缓和消瘦。

儿童青少年的生长迟缓和消瘦会阻碍正常的生长发育，影响成年后的健康，乃至整个国家的人口素质。

生长迟缓和消瘦会影响体格和智力的发育，阻碍儿童青少年的健康成长。早期会出现皮肤弹性差、皮下脂肪减少、肌肉萎缩，表现为消瘦。长期的生长迟缓和消瘦会导致生长速度减慢、骨骼骨化滞后、身材矮小，也会出现性成熟时间晚。重度消瘦会出现精神差，无食欲，常伴发贫血，全身各系统的功能紊乱，免疫功能低下，认知、智力和运动能力不足。

生长迟缓和消瘦也会对心理-行为发育产生不良影响，并且可能是不可逆的，这些儿童青少年常伴有性格、社会交往障碍，适应能力和语言发育延迟。

儿童青少年生长迟缓和消瘦会给家庭和社会带来经济负担，同时阻碍儿童青少年智力和认知能力的发育，导致成年后工作能力减退，从而影响国家的人力资源发展，最终影响经济的发展，形成恶性循环。研究显示，儿童青少年生长迟缓和消瘦会导致成年收入及劳动生产率下降 10%。据估计，2001 年孟加拉国、印度和巴基斯坦等几个亚洲国家由于营养不良造成劳动生产率的损失为国内生产总值的 2% ～ 3%。

三、营养不足怎么办？

对于轻度生长迟缓和消瘦的儿童青少年，家长应与学校合作进行膳食指导，鼓励儿童青少年利用多种形式学习营养健康知识和技能，懂得合理营养、平衡膳食，培养健康的饮食行为和生活方式，通过合理营养和适当运动纠正营养不足。要保证儿童青少年充足的膳食能量摄入，适当增加鱼、禽、蛋、瘦肉、豆制品等富含优质蛋白质食物的摄入，经常食用奶及奶制品，每天吃新鲜的蔬菜和水果。一定要保证他们吃好一日三餐，纠正偏食、挑食和过度节食等不健康饮食行为，保持适当的身体活动。适当的身体活动会增加儿童青少年的食欲，通过增加食物摄入和适当增加活动相结合，逐步改善营养不足的状况。对重度或继发性的生长迟缓和消瘦，家长应及时去医院就诊，由临床专业人员进行治疗。

链接场

我国于 2011 年底启动“农村义务教育学生营养改善计划”（以下简称“营养改善计划”），为中西部集中连片困难地区 22 个省 699 个县的农村义务教育阶段学生提供每人每学习日 3 元的营养膳食补助，2014 年提高到 4 元，2021 年提高到 5 元，旨在改善其营养健康状况，计划覆盖地区农村儿童的生长迟缓率和贫血率都有所下降。

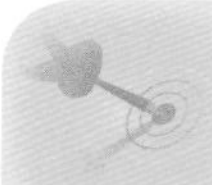

践行园

有助于改善营养不足的食谱

早餐：豆浆、鸡蛋、芹菜花生米、猪肉大葱包子

零食：苹果

午餐：大米小米饭、胡萝卜炖牛肉、素三样（荷兰豆、藕片、胡萝卜）、虾皮紫菜汤

零食：酸奶

晚餐：西红柿鸡蛋面条、香菇烧带鱼、木耳拌菠菜

第三节 超重与肥胖

导读台

- 怎么判定儿童青少年是超重肥胖?
- 肥胖会影响儿童青少年的健康吗?
- 儿童青少年肥胖怎么办?

知识窗

一、又高又壮是超重肥胖吗?

有些家长看到自己的孩子长得又高又壮，心里感觉很开心。但值得注意的是，如果孩子长得过于壮，很可能是超重肥胖了。肥胖本身不仅是一种疾病，而且是多种慢性病的危险因素。想了解儿童青少年是否超重肥胖，我国有具体标准进行判断，比如 2018 年我国发布卫生行业标准《学龄儿童青少年超重与肥胖筛查》(WS/T 586—2018)，适用于对我国各地区、各民族 6 ～ 18 岁儿童青少年开展超重与肥胖的筛查。

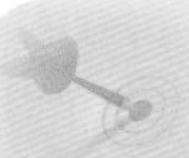

践行园

6 岁～ 18 岁儿童青少年性别年龄别 BMI 筛查超重与肥胖界值

单位：千克 / 米 ^{2}

年龄（岁）	男生		女生	
	超重	肥胖	超重	肥胖
6.0 ～	16.4	17.7	16.2	17.5
6.5 ～	16.7	18.1	16.5	18.0
7.0 ～	17.0	18.7	16.8	18.5
7.5 ～	17.4	19.2	17.2	19.0
8.0 ～	17.8	19.7	17.6	19.4
8.5 ～	18.1	20.3	18.1	19.9
9.0 ～	18.5	20.8	18.5	20.4
9.5 ～	18.9	21.4	19.0	21.0
10.0 ～	19.2	21.9	19.5	21.5
10.5 ～	19.6	22.5	20.0	22.1
11.0 ～	19.9	23.0	20.5	22.7
11.5 ～	20.3	23.6	21.1	23.3
12.0 ～	20.7	24.1	21.5	23.9
12.5 ～	21.0	24.7	21.9	24.5
13.0 ～	21.4	25.2	22.2	25.0
13.5 ～	21.9	25.7	22.6	25.6
14.0 ～	22.3	26.1	22.8	25.9
14.5 ～	22.6	26.4	23.0	26.3
15.0 ～	22.9	26.6	23.2	26.6
15.5 ～	23.1	26.9	23.4	26.9
16.0 ～	23.3	27.1	23.6	27.1
16.5 ～	23.5	27.4	23.7	27.4
17.0 ～	23.7	27.6	23.8	27.6
17.5 ～	23.8	27.8	23.9	24.8
18.0 ～	24.0	28.0	24.0	28.0

筛查时，需要先测定儿童青少年的身高和体重，然后用儿童青少年的体重（以千克为单位）除以身高（以米为单位）的平方，计算体重指数（BMI）。如果儿童青少年的 BMI 大于或等于相应性别、年龄组超重界值且小于肥胖界值点为超重；BMI 大于或等于相应性别、年龄组肥胖界值为肥胖。

肥胖的基础是人体内堆积过多脂肪。如果能测定儿童青少年身体脂肪含量，即体脂百分比，将更有利于明确儿童青少年的肥胖程度。体脂测定可以采用生物电阻抗等多种方法，但各种方法的测定结果并不完全一致。此外，不同年龄和性别的儿童青少年通过体脂百分比判断肥胖的水平有所不同，目前国内外缺乏统一判断标准。对于大多数个体，BMI 与体内脂肪含量有明显的相关性，能较好地反映机体的肥胖程度。但对肌肉发达的运动员或某些疾病状态下的儿童青少年，BMI 可能会过度估计其肥胖程度。

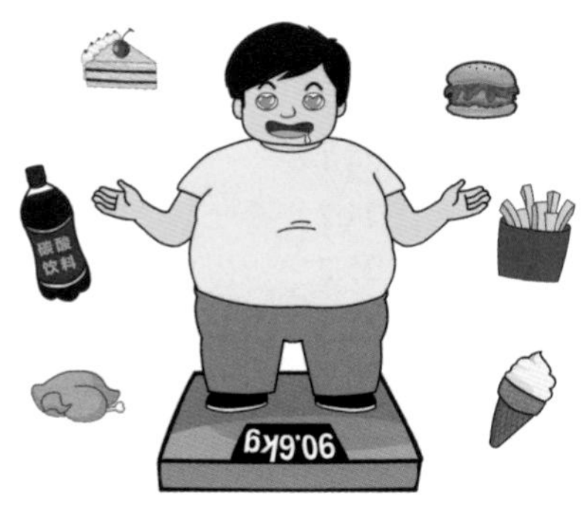

不合理膳食结构容易引发儿童青少年肥胖

WHO 报告显示，2016 年有超过 3.4 亿的 5 ～ 19 岁儿童青少年超重和肥胖，超重肥胖率从 1975 年的 4% 增加到 2016 年的 18%，其中肥胖儿童青少年总数已超过 1.24 亿。2015—2017 年，我国 6 ～ 17 岁儿童青少年的超重肥胖率为 19.0%，是 2002 年的

2.9倍；城市儿童青少年超重率和肥胖率均高于农村，但农村地区上升更为明显。

二、超重肥胖的原因及危害

儿童青少年肥胖受遗传、环境和社会文化等多种因素的共同影响。近年来，儿童青少年肥胖在全球范围快速增加，而肥胖相关基因不可能短时间内发生明显变化，说明环境和行为因素在肥胖发生、发展过程中发挥着重要的作用。

遗传因素对儿童青少年肥胖发生的作用占20%～40%。对双胞胎、领养子女家庭和家系的研究都表明，肥胖有一定的家族聚集性。父母双亲之一（特别是母亲）为肥胖者，40%～50%子女也肥胖；父母都肥胖的，子女发生肥胖的比例是70%～80%。肥胖的家族聚集性与遗传有关，也与家庭的共同生活方式密不可分。

儿童青少年过量摄入的能量会以脂肪的形式储存。其中过量的膳食脂肪会高效、快速地储存于脂肪组织中（约96%）。随着我国的经济发展和食物供应丰富，居民膳食模式发生了很大变化，儿童青少年高蛋白、高脂肪食物的消费量大增，能量的总摄入超过总消耗。不吃早餐、常吃西式快餐、过多饮用含糖饮料或进食速度快等不合理的饮食行为习惯也增加儿童青少年超重肥胖的风险。有研究显示，每天每增加1份（330～350毫升）含糖饮料的摄入，持续1年可使儿童青少年BMI增加0.06千克/米^2，减少含糖饮料摄入可使儿童青少年BMI降低0.17千克/米^2。

儿童青少年身体活动水平是决定能量消耗的主要因素，也是可以控制和调节的重要因素之一。经常进行身体活动不仅能增加活动期和活动恢复期的能量消耗，还可以提高基础代谢率。同时，适量的运动会增加机体利用脂肪的能力，有利于预防或控制肥胖。但近年来，我国儿童青少年身体活动水平明显下降，静态活动时间明显增加，这也是儿童青少年超重肥胖的重要诱因。

在我国传统思想中，人们把胖看成福，以“将军肚”为富裕的象征。调查发现，无论是儿童还是父母都期望男孩的体型胖一些、壮一些。电视广告对儿童青少年饮食行为乃至超重肥胖的影响也不容忽视。研究显示，儿童青少年看电视高峰时间播出的食品广告有 91% 为高脂、高糖和（或）高盐食品，儿童青少年看电视时间越多，要求父母购买、父母实际购买及儿童青少年实际消费这些食品的频率越高。

肥胖对儿童青少年健康的危害很大，可以影响多个系统的功能和运动能力，增加成年后患心血管疾病、高血压、糖尿病和癌症的危险。肥胖儿童青少年的单位体重肺活量、单位去脂体重肺活量显著低于正常体重儿童青少年，提示肥胖儿童青少年的呼吸功能有一定程度下降。同时，肥胖儿童青少年运动速度、爆发力、耐力及运动协调性均显著低于正常体重儿童青少年。肥胖引起的心理行为问题在儿童青少年中很常见，并且对儿童青少年的认知和智力产生一定程度的影响。同时，儿童青少年时期肥胖往往会持续到成年期，肥胖儿童青少年发展为肥胖成人的危险性是正常儿童青少年的 2 ～ 6.5 倍，肥胖儿童青少年的年龄越大，发展为肥胖成人的比例越高。肥胖儿童青少年发生血脂异常、高血压及抗胰岛素性的比例明显高于普通儿童青少年，且这种儿童青少年时期异常可持续到成年期；也更容易发生其他严重疾病（如阻塞性睡眠呼吸暂停、哮喘）。

三、超重肥胖怎么办?

儿童青少年一旦发生肥胖，要减肥是很困难的。要认识到肥胖是可以预防和控制的，最经济、最有效的措施是预防肥胖的发生。值得注意的是，儿童青少年处于生长发育的旺盛时期，控制体重以保证健康生长发育为前提，在调节饮食、合理运动的同时，要及时监测体重变化，保持适宜的体重增长。

链接场

减肥不只是减重，更重要的是减少脂肪。减重计划应根据个人健康、体重、活动有所不同而不同。禁食的方法常以丢失水分和肌肉为代价，并不能长久；不吃谷薯类等主食的低碳高蛋白饮食，只能是暂时性的减肥计划，长期食用高蛋白饮食对健康十分不利。

调整膳食结构和食物量是控制儿童青少年肥胖的基本措施。在保证正常生长发育的前提下，适当减少食物总量及总能量的摄入，合理分配到三餐中，进餐时间和地点应有规律，做到细嚼慢咽，不暴饮暴食。调整膳食结构，减少高脂肪、高能量食物的摄入，避免零食和含糖饮料，如少吃油炸食品、糖、巧克力、奶油制品，养成饮用白开水的习惯。食物以煮、蒸、炖、氽等为主，不用或少用煎、炸等方法烹调。

鼓励肥胖儿童青少年逐步提高身体活动频率和强度，做到运动生活化，减少静态活动。可采用有氧活动，例如走路、骑车、爬山、打球、跑步、跳舞、游泳。保证一定的中等强度活动，活动量循序渐进增加。老师、家长要鼓励肥胖儿童青少年参加运动，并积极参与，约束儿童静态活动时间，发挥言传身教的作用。

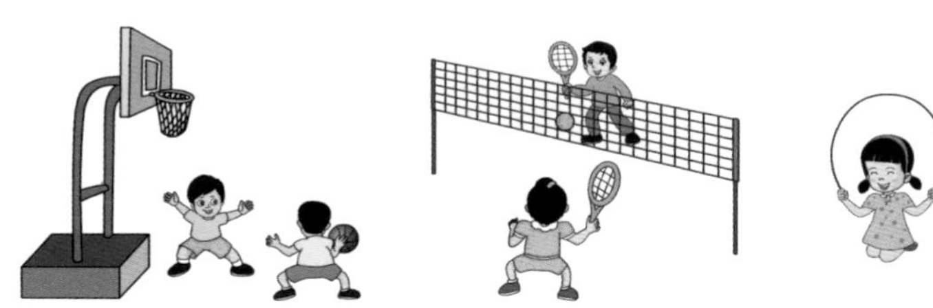

鼓励儿童青少年参加多种运动

对于已经超重和肥胖的儿童青少年，主要措施是防止体重的进一步增长，在可能的情况下使其体重适当降低。合理膳食、身体活动和行为矫正是三项有效的措施。如减少能量摄入和提高膳食质量、增加身体活动、减少久坐少动、行为矫正、家庭成员和家庭环境的支持，极端情况下再考虑药物或手术治疗。

链接场

静态活动是指除了睡觉外，长时间坐着或躺着，包括长时间坐着工作、使用电脑、看电视等坐着（或躺着）的所有形式。静态活动不仅能量消耗低，且身体各部分都得不到活动。

同时，家长和学校要定期测定儿童青少年的身高和体重。根据体检及监测结果找到存在超重和肥胖高危险因素的学生，如肥胖家族史、有肥胖相关疾病、膳食不合理、身体活动少及静态生活方式等。有针对性地采取措施，防止他们发展到超重肥胖。肥胖儿童青少年的父母至少一方要与儿童青少年一起接受肥胖相关治疗，才能达到更好的体重控制效果。有研究观察到，对父母进行适当的饮食和生活方式教育，与没有接受这种指导的家庭相比，参加 3 个月至 3 年家庭教育的儿童青少年肥胖率显著下降。

此外，WHO 建议，早期母乳喂养和合理添加辅食有利于儿童青少年肥胖的早期预防。确保所有儿童青少年都能获得健康和营养的食物，同时减少加工食品的脂肪、糖和盐含量，提高企业和社会对儿童青少年相关食品的营销责任。

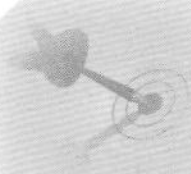

践行园

有助于控制肥胖的食谱

早餐：燕麦粥、煮鸡蛋、低脂牛奶、拍黄瓜

零食：橘子

午餐：大米二米饭、胡萝卜炖鸡块、素三样（芹菜、木耳、胡萝卜）、虾皮紫菜汤

晚餐：杂粮面条配西红柿卤、香菇烧带鱼、菠菜炒黄柿子椒

第四节 维生素 D 缺乏

导读台

- 什么是维生素 D 缺乏？
- 维生素 D 缺乏会影响骨骼健康吗？
- 儿童青少年维生素 D 缺乏怎么办？

知识窗

一、不晒太阳可以吗？

维生素 D 的食物来源有限，主要通过皮肤接受日光紫外线照射后内源性合成。经常晒太阳是人体廉价获得充足有效维生素 D 的最好来源。维生素 D 营养状况主要采用血清 25-（OH）D 浓度来评估，通常认为大于等于 25 nmol/L（10 ng/ml）且低于 50 nmol/L（20 ng/ml）为维生素 D 不足；低于 25 nmol/L（10 ng/ml）为维生素 D 缺乏；而适宜的水平为大于等于 50 nmol/L（20 ng/ml）。维生素 D 主要作用是促进人体对钙的吸收和利用，所以维生素 D 缺乏常伴随着钙营养状况不良。儿童青少年钙营养状况评价的方法包括膳食调查、钙平衡试验、骨密度和骨盐含量测定等，但尚缺乏特异、敏感、稳定的评价方法。

我国儿童青少年维生素 D 营养状况也并不理想。2010—2013 年中国居民营养与健康状况监测显示，有 53% 的 6 ～ 17 岁儿童青少年维生素 D 不足或缺乏，北方地区比南方地区更严重。

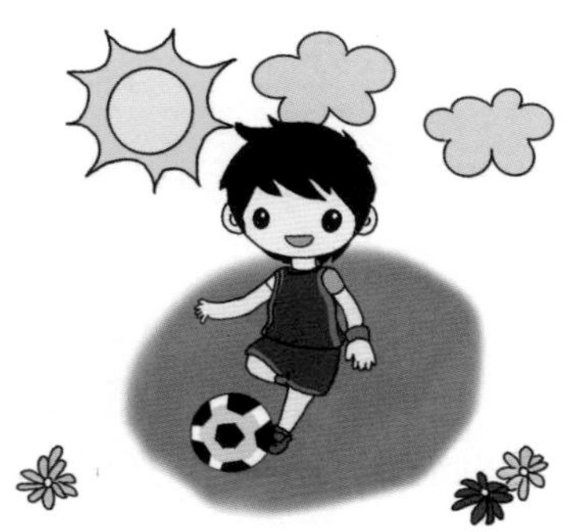

儿童青少年多在户外活动有利于补充维生素 D

二、维生素 D 缺乏的原因及危害

近年来，儿童青少年户外活动时间普遍减少，静坐时间和视屏时间日益增多，皮肤接受太阳紫外线照射的概率大大减少，使得机体自身维生素 D 的合成减少，易引起维生素 D 缺乏。处于生长发育期的儿童青少年生长突增、骨量增加，对维生素 D 的需要量明显增加，也导致儿童青少年是维生素 D 缺乏的高危人群。

维生素 D 主要促进钙、磷吸收和沉积，保证骨骼、牙齿发育，维生素 D 缺乏会影响钙吸收和利用。儿童青少年钙摄入不足，会导致神经过度兴奋，引起腓肠肌和其他部位肌肉痉挛，出现腿抽筋等症状。儿童青少年长期缺钙和维生素 D 会影响骨骼健康，导致骨骼钙化不良，新骨结构异常，影响骨量增长，导致老年后发生骨质疏松的风险增加，严重者出现骨骼变形和佝偻病。佝偻病的典型症状为儿童青少年的骨骼畸形，特别是长骨的变形，腕、踝部扩大，以及肋软骨关节处隆起，如“X”形腿、念珠肋。其他流行病学调查显示，钙缺乏和维生素 D 缺乏可能与糖尿病、心血管疾病、某些癌症等慢性病的发生有关。

三、维生素 D 缺乏怎么办?

维生素 D 的食物来源并不多，可以多吃维生素 D 丰富的海鱼、动物肝脏、蛋黄等。多进行户外活动、多晒太阳是改善儿童青少年维生素 D 最经济有效的途径。对于维生素 D 缺乏的儿童，必要时口服维生素 D 补充剂，并及时监测血清 25-(OH)D 水平。国外的实践证明，可以通过维生素 D 强化食品（维生素 D 强化牛奶或面包等）来改善人群的维生素 D 营养状况。

链接场

晒太阳时，最好在户外，使皮肤暴露在阳光下，多晒背部、手脚和腿，让肌肤与阳光直接接触。一般来说，春秋季节早上的 6:00—10:00 和下午的 4:00—5:00 是晒太阳的最好时间，夏季可适当提前或延后。

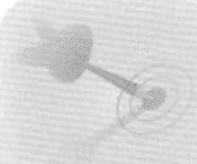

践行园

虽然主要是通过晒太阳改善维生素 D 营养状况，但有些食物含钙和维生素 D 相对丰富，如下。

酸奶沙拉：酸奶、花生碎、瓜子仁、苹果、香蕉、鸡蛋黄

素包子：面粉、虾皮、韭菜、鸡蛋、香菇、胡萝卜

第五节　高血脂与高血压

导读台

- 儿童青少年也会高血脂、高血压吗？
- 从小高血脂和高血压影响健康吗？
- 儿童青少年高血脂、高血压怎么办？

知识窗

一、儿童青少年也有高血脂、高血压吗？

多数家长认为，高血脂、高血压是中老年人才会罹患的慢性病，和儿童青少年没有关系。但是近 30 年来，高血脂、高血压逐渐趋于年轻化，甚至在幼儿和小学生中也屡见不鲜。想要了解儿童青少年是否存在血脂高、血压高的情况，需要先测定他们的血脂和血压。

我国判定儿童青少年高血脂、高血压有专门的标准。如果您担心儿童青少年患有高血脂，可以去医院检验血清总胆固醇、甘油三酯、高密度脂蛋白和低密度脂蛋白的水平。目前儿童青少年血脂异常的判断标准参考中华医学会儿科分会提出的《儿童青少年血脂异常防治共识》，满足以下四项之一者即可诊断为血脂异常：

1. 血清甘油三酯≥ 1.70 mmol/L；

2. 血清胆固醇≥ 5.18 mmol/L；

3. 血清低密度脂蛋白≥ 3.37 mmol/L；

4. 血清高密度脂蛋白< 1.04 mmol/L。

如果您担心儿童青少年患有高血压，使用血压计测量血压是最常用、简单易行的检测方法。可参考的标准如下：

1. 学龄前期> 110/70 mmHg；

2. 学龄期> 120/80 mmHg；

3. 13 岁以上≥ 135/85 mmHg；

4. 16 岁以上与成年人相同，≥ 140/90 mmHg。

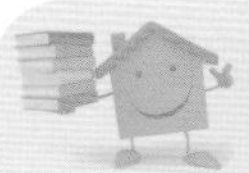

链接场

血脂是血浆中的中性脂肪（甘油三酯和总胆固醇）和类脂（磷脂、糖脂、固醇、类固醇）的总称。

随着我国生活水平的提高和饮食结构及生活行为方式的改变，尤其是伴随超重肥胖率的增高，儿童青少年血脂异常的检出率也显著增加。一项在全国七省份 16 434 名 6 ～ 17 岁儿童青少年中进行的研究发现，血脂异常检出率达 28.5%。高血压患病率也呈上升趋势。1991—2015 年中国健康与营养调查的九次现况调查显示，监测地区学龄儿童青少年高血压患病率从 1991 年的 8.9% 上升到 2015 年的 20.5%。

二、儿童青少年高血脂、高血压的原因及危害

高血脂、高血压是受遗传多基因与环境多危险因素相互作用

而产生的全身性慢性病，通常认为遗传与环境因素各占 40% 和 60%。而环境因素中，膳食因素起主要作用。

高血压具有家族聚集性。研究表明，父母一方患有高血压，其子女患高血压的风险是父母双方均未患高血压子女的 7 倍；父母双方均患高血压，其子女罹患高血压的风险是父母双方均未患高血压子女的 14 倍左右，是父母一方患高血压的 2 倍多。原发性血脂异常也存在一定的家族聚集性，血脂紊乱程度较重，有明显的遗传倾向，但发病率较低。

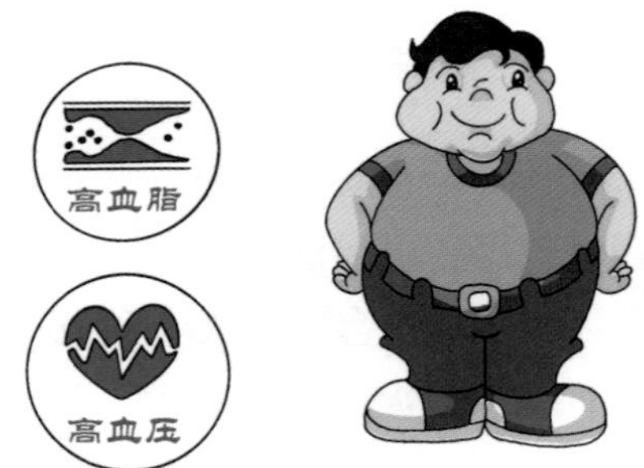

超重肥胖是高血脂、高血压的危险因素

超重肥胖是儿童青少年高血脂、高血压的重要危险因素。在过去的 30 年里，世界范围内儿童青少年肥胖患病率增加了 10 倍。肥胖儿童中有 30% 血压异常。另外，BMI 增高也是血压升高的独立危险因素；体脂水平与血压水平呈正相关，体脂的分布也与血压的发生有关。腹部脂肪聚集越多，血压水平就越高。血压较高儿童青少年的总胆固醇、甘油三酯的异常率也较高。另有研究显示，肥胖儿童青少年血清甘油三酯、胆固醇、低密度脂蛋白均高于正常儿童青少年。

不合理的饮食习惯、不健康的生活方式也会升高血压、血脂。钠的摄入量和高血压患病率呈正相关。我国 14 组人群研究结果表明，膳食钠盐摄入量每增加 2 克 / 日，收缩压和舒张压分别增高 2.0 mmHg 和 1.2 mmHg。膳食钙摄入不足会导致钠盐升高血压的作用增强。另外，儿童青少年高血压与夜间睡眠时间有关。睡眠时间在 6 ～ 7 小时和≥ 8 小时的儿童青少年比 7 ～ 8 小时的群体更容易患高血压。

家庭及环境因素也会对儿童青少年血脂、血压造成影响。研究提示，父母文化水平低、家庭经济水平差的儿童青少年高血压患病较高。母亲妊娠年龄高、母亲妊娠期吸烟、非母乳喂养等早期环境因素对成年期血压亦有升高作用。国外研究表明，儿童青少年长期暴露在 PM2.5 和 PM10 的环境中，其高血压患病率也会升高。

儿童青少年高血脂、高血压均存在“轨迹现象”，即儿童期血脂偏高的个体在其成年后更易罹患血脂异常及动脉粥样硬化性心血管疾病，儿童期高血压也会增加成年后患高血压的风险。此外，儿童青少年高血压会累及心、脑、肾、视网膜等重要器官，引起这些器官的早期损害，对青少年后续的生长发育和身体健康产生深远影响，造成沉重的疾病负担。

三、儿童青少年高血脂、高血压怎么办?

培养健康的饮食习惯，合理安排三餐的食物总量，控制总能量摄入可改善高血脂及高血压。要求早餐占全天能量的 25% ～ 35%，中餐占 30% ～ 40%，晚餐占 30% ～ 35%。同时要注意每天的食盐总摄入量不超过 5 克，不吃咸肉、腌肉、香肠等腌制食物。要多吃富含钾、钠、镁及膳食纤维的食物，如新鲜蔬菜、豆类、水果、菌藻、牛奶，增加海产鱼类的食用频次，限制脂肪的摄入，远离碳酸饮料。

运动锻炼不仅能帮助儿童青少年维持健康体重，还有助于改善代谢状况，降低患高血脂、高血压的风险。有研究显示，肥胖儿童青少年的体重轻微下降，就会引起甘油三酯水平明显降低和高密度脂蛋白水平升高。儿童时期培养儿童进行规律的体育锻炼，能更好地在成年后养成继续锻炼的习惯。研究还发现，家长对待体育运动的态度会影响到儿童青少年对体育锻炼的兴趣，因此家长要支持儿童青少年进行规律的体育锻炼，鼓励儿童青少年参与多种多样的体育活动。

链接场

1 克食盐＝400 毫克钠

1 克钠＝2.5 克食盐

“隐形盐”存在于酱油、酱类、咸菜以及高盐食品中。一些食品使用量很少就占成人全天钠 1/3 的摄入量，如 10 毫升酱油（1.6 ～ 1.7 克盐）和 10 克豆瓣酱（1.5 克盐）。

一小袋 15 克榨菜、酱大头菜、冬菜含盐约 1.6 克，20 克一块的腐乳约含 1.5 克盐。

家长还要经常关注自己的孩子，监测血压、血脂，早发现、早控制。如果家里有“小胖墩”，应当经常给孩子测量血压和血脂，及早发现血压和血脂偏高的情况，及早控制体重或减肥，控制血压和血脂。和孩子一起制订计划，共同努力。对于少数饮食和运动干预效果不理想的肥胖儿童青少年，应考虑选择药物治疗。

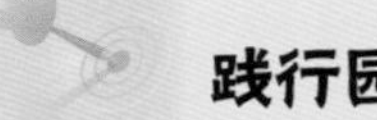

践行园

有助于控制高血脂的菜品

红烧豆腐：豆腐、豌豆、胡萝卜丁、香菇末

有助于控制高血压的菜品

清蒸鱼：新鲜鱼、芹菜末、葱末、红辣椒末

第 4 章

家庭和社会的关注

父母要鼓励儿童青少年积极参与食物的采买、制备和分发过程，从小培养儿童青少年保持营养健康的意识和行为习惯。

导读台

- 家长需要懂营养吗?
- 家里也要讲究用餐氛围吗?
- 儿童青少年需要参与做饭吗?

知识窗

儿童青少年时期是学习营养健康知识、养成良好饮食行为和健康生活方式的关键时期。家庭或家长的饮食观念、饮食行为对儿童青少年饮食观念、饮食行为的养成有重要影响。为了儿童青少年能吃得好、健康成长，每一位家长要自觉学习营养健康知识，从自身做起，不仅要能给儿童青少年提供营养充足、搭配合理的一日三餐，更要把营养健康融入到儿童青少年的日常生活中，教会儿童青少年掌握选择、食用健康食物的技能，为健康打牢坚实基础!

一、家长也要懂营养

随着经济水平的提升，父母希望能倾其所有给儿童青少年“最好的”，但是千万不要忘记，这些“最好的”里面一定不能少了合理营养与健康，要让儿童青少年从小养成“健康是 1”的观念，才能不仅赢在起跑线上，更能健康精彩一辈子！所以，一个对儿童青少年负责的家长，就要主动学习营养与健康知识，要了解自家孩子的营养健康状况，要知道儿童青少年应该“吃什么”“吃多少”“怎么吃”，才有利于健康成长，要能给儿童青少年提供符合营养要求的一日三餐。

家长要主动学习营养与健康知识，自觉践行良好饮食行为和健康生活方式，做儿童青少年的良好榜样。研究表明，儿童青少年的营养健康状况与父母（尤其是养护人）的营养知识水平、饮食行为密切相关。一方面，父母（尤其是养护人）作为儿童青少年的监护人，是儿童青少年日常膳食的直接提供者，父母的饮食行为、对食物的选择，以及给儿童青少年提供的食物等直接影响儿童青少年的饮食行为、食物选择和食物搭配是否合理。另一方面，家庭是儿童青少年健康成长的最重要的场所，父母是儿童青少年营养知识的主要来源之一，父母的行为对儿童青少年有潜移默化的影响。

调查表明，营养状况良好的儿童青少年背后往往有营养素养较高的父母，尤其是母亲。所以家长要从自身做起，先做到自觉学习营养与健康常识，然后再用自己掌握的营养知识和技能教育引导、帮助、陪伴儿童青少年健康成长。家长不要总是觉得营养知识高深莫测，总是说“什么能量、蛋白质、脂肪……我不懂！”或者常把“我爸妈不懂营养知识，还不是把我们兄弟姐妹都养得好好的”挂在嘴上。亲爱的家长们，要先把自己变为营养达人，成为儿童青少年合理膳食的“神助攻”，精心搭配全家人的一日三餐。

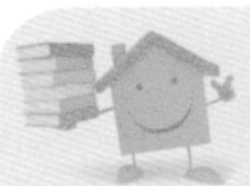

链接场

有调查显示，儿童青少年的营养健康状况与父母的营养知识水平密切相关。

与在家就餐相比，在外就餐或点外卖，会摄入更多的能量、脂肪、蛋白质、钠和更少的其他营养素（如膳食纤维），可能会增加超重肥胖的风险。

此外，家长除了给儿童青少年提供符合营养要求的饮食、保证儿童青少年吃得健康之外，家长也要从自身做起，不挑食、不偏食，要禁得住油炸食品、烧烤、含糖饮料、奶油蛋糕等不健康食物的诱惑，自觉践行健康饮食行为，给儿童青少年树立健康饮食的榜样。例如儿童青少年每天都应该至少保证摄入 300 克奶及奶制品，家长应该和儿童青少年一起饮奶，而不应该在儿童青少年面前说“我不习惯这种味道”或者“我从不喝奶”等。家长不能一边自己畅饮汽水饮料，一边教育儿童青少年要多喝白开水，不能让儿童青少年只“照着我说的做”，而是要教育儿童青少年“照着我做的做”，和儿童青少年一起平衡膳食、合理营养。

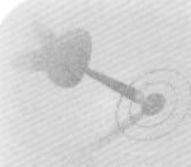

践行园

家里可以小份备餐，提供分餐。分餐不仅可以很好地把握食物摄入量，更能让家长和孩子一起合理膳食，兼顾各类食物，不偏食、不挑食。

二、家庭营养氛围

（一）减少在外就餐

随着生活水平的提高和生活节奏的加快，越来越多的家庭加入了在外就餐或点外卖的队伍。但是，人们在享受这种方便快捷服务的时候，却不可避免地摄入了更多的能量、脂肪、钠和不健康的食物，不知不觉地在为超重肥胖、高血压、高血脂等健康隐患买单。所以家长要尽可能地自己在家做饭，采用蒸、煮、炖等健康烹饪方式，为儿童青少年提供营养充足、清淡卫生的饮食，让儿童青少年养成从小在家吃饭、清淡饮食的良好习惯。

（二）陪儿童青少年一起进餐

儿童青少年的健康成长需要父母的用心陪伴。家长和儿童青少年共进晚餐，一方面可以结合食物给儿童青少年讲讲健康营养知识，另一方面可以听到儿童青少年讲讲自己学习到的健康营养知识，互相交流。长此以往，可以使儿童青少年获得更好的营养。即使父母双方只有一人能赶上晚餐也会有上述效果，所以有人说“孩子的未来，往往在餐桌上就已经决定了”，这不无道理。

还要强调的是，全家人不仅要在一起吃饭，更要在一起专心吃饭，不要一边吃饭一边玩手机或看电视。家长和儿童青少年应该一起建立一个家庭公约，吃饭的时候不要把手机带上餐桌，关上电视，保证大家一起专心吃饭。家长要以身作则，不能只要求儿童青少年专心吃饭，自己却以工作忙碌为理由，一边吃饭一边玩手机，这样等于告诉儿童青少年可以无视规则。家长也不要带着儿童青少年一边看电视一边吃零食，或一边玩手机一边吃零食，这样无形中会摄入更多的零食，增加能量摄入。

（三）家中常备健康食物

儿童青少年处于生长发育时期，必不可少地需要摄入一些零食或加餐，因此家长可以在家里常备牛奶、水果、可以生食的蔬菜、原味坚果、全谷物面包、煮玉米或蒸红薯等。家长在购买预包装食品时，一定要学会看食品营养标签，比较同类食品、不同产品的能量、脂肪、糖、钠等的含量，为儿童青少年选购适宜的食品。

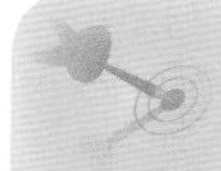

践行园

家长应该在家里常备白开水，不要在家里存放成箱的含糖饮料，尤其是节假日、寒暑假。不要经常购买大包装的零食，少买带“酥”“炸”“味”等字眼的零食。

（四）轻松进餐环境

由于工作繁忙，很多父母习惯见缝插针，将餐桌变为教育儿童青少年的场所，殊不知，吃饭时批评儿童青少年，尤其是讨论令其紧张的话题，会影响儿童青少年的就餐情绪。研究表明，当儿童青少年情绪不好时，大脑会通过神经反射作用于胃肠道，引起食欲缺乏、厌食、消化功能紊乱等，会影响儿童青少年进食量和进食质量。家长要给儿童青少年一个轻松快乐的就餐环境，让儿童青少年和父母一起享受、分享健康食物。

（五）不把食物作为奖惩

家长都希望儿童青少年多吃健康食物，远离不健康食物，为此会采取各种措施。例如坚决不让儿童青少年吃某种食物（如油炸食品、奶油蛋糕），或者在儿童青少年表现好时，以某种不健康食物作为奖励（例如，有的家长以汉堡薯条、冰淇淋、奶油派等作为奖励），或者规定儿童青少年必须吃某些健康食品（例如，孩子不爱吃绿叶菜，但是爱吃薯片，家长就答应孩子如果吃够了绿叶菜，就可以吃薯片）。殊不知，这些做法会扭曲儿童青少年和食物的关系，会增加不健康食物对儿童青少年的吸引力和儿童青少年对健康食物的抵触（拒绝）。正确的做法应该是，家长要让儿童青少年知道什么是健康的食物，什么是不健康的食物，对儿童青少年描述健康食物的好处，例如吃胡萝卜可以让眼睛亮，而且要一边说，一边自己吃，让儿童青少年真正接受并喜爱健康食物。

三、儿童青少年参与食物制备

家长要让儿童青少年参与家庭食谱的制定，参与食物的采买、制作等，培养儿童青少年认识食物、合理选择、烹调等生活技能。聪明的家长不仅要给儿童青少年提供合理营养的膳食，更要能够根据儿童青少年的年龄特点，带着儿童青少年认识食物，从小培养儿童青少年的健康生活技能。

例如，对于年龄较小的儿童，家长可以经常带着孩子去踏春、去采摘，或者在家里用花盆种一些辣椒、西红柿，或者带着孩子一起发豆芽，带着孩子认识食物、感知食物。对于年龄较大的青少年，家长应该主动鼓励和帮助孩子学习自己规划饮食，例如，和孩子一起制订家庭每周食谱，自己规划早餐，食谱要做到食物多样化。

带儿童青少年去超市自己选购食材或零食，一起学会看食品营养标签，在外就餐时自己点餐，带着儿童青少年在厨房学习简单的食物制作等都很重要。家长需要动脑筋，有意识地将对食物的认识、学习食物对健康的影响、食物选择和制作的技能等，融入儿童青少年日常生活的点滴。

家长要注意的是，不仅要放手，给儿童青少年足够的机会自己做决定，同时也要教会和帮助儿童青少年做出健康的选择。如果儿童青少年不爱吃某种蔬菜，家长可以带着孩子去菜市场自己挑选，或去田地里采摘，回家自己择洗，在家长的帮助下制做，这样孩子可能会因为是自己的劳动成果，而主动尝试这种蔬菜。并且，家长在儿童青少年做出正确选择的时候要及时鼓励，有利于强化健康饮食行为。

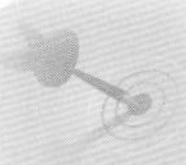

践行园

家长要关注儿童青少年的营养与健康状况。定期给儿童青少年测量身高体重，了解儿童青少年在学校的进餐情况，调整在家给他们的食物。

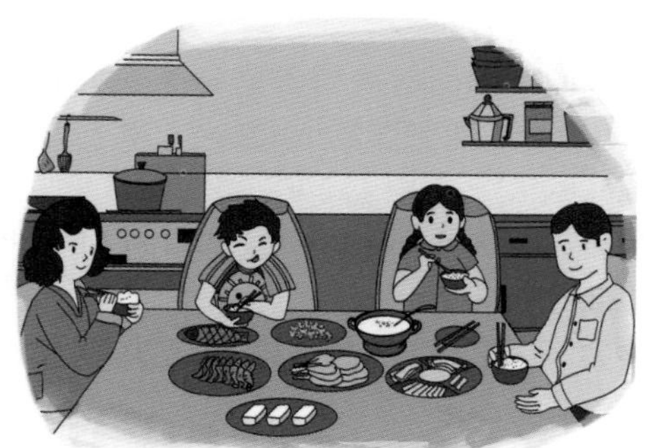

家长陪伴儿童青少年一起进餐

参考文献

［1］杨月欣，葛可佑．中国营养科学全书（第二版）［M］．北京：人民卫生出版社，2019.

［2］张倩，胡小琪，赵文华，等．农村义务教育学生营养改善计划学生营养健康状况监测报告（2012—2017 年度）［M］．北京：人民卫生出版社，2020.

［3］张倩，胡小琪．中国居民营养与健康状况监测报告［2010—2013］之十一：中国 6 ～ 17 岁学龄青少年营养与健康状况［M］．北京：人民卫生出版社，2018.

［4］赵文华，王京钟．中国居民营养与健康状况监测报告［2010—2013］之六：人群超重肥胖及十年变化［M］．北京：人民卫生出版社，2020.

［5］中国营养学会．中国居民膳食指南（2022）［M］．北京：人民卫生出版社，2022.

［6］中国营养学会．中国学龄儿童膳食指南（2022）［M］．北京：人民卫生出版社，2022.